D1857321

Beuth

Gesund durch Sport

Der Autor

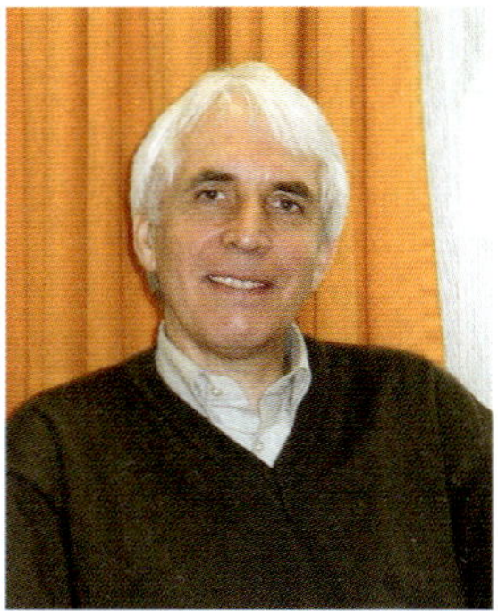

Prof. Dr. med. Josef Beuth
Institut zur wissenschaftlichen Evaluation naturheilkundlicher Verfahren an der Universität zu Köln
Joseph-Stelzmann-Straße 9, 50931 Köln

Professor Dr. med. Josef Beuth studierte Englisch und Medizin an der Universität zu Köln; Sport an der Deutschen Sporthochschule Köln. Forschungsstipendien der Deutschen Forschungsgemeinschaft und der Deutschen Krebshilfe ermöglichten Forschungen auf den Gebieten der Immunologie, Onkologie und Infektiologie. Facharzt- und Zusatzausbildung z.B. in Naturheilkunde; Promotion 1984, Habilitation 1991 und Ernennung zum Professor 1995. Seit 1999 leitet er das Institut zur wissenschaftlichen Evaluation naturheilkundlicher Verfahren an der Universität zu Köln.

Prof. Dr. med. Josef Beuth

Gesund durch Sport

- Körper und Geist stärken
- Belastungen richtig einschätzen
- Verletzungen vermeiden

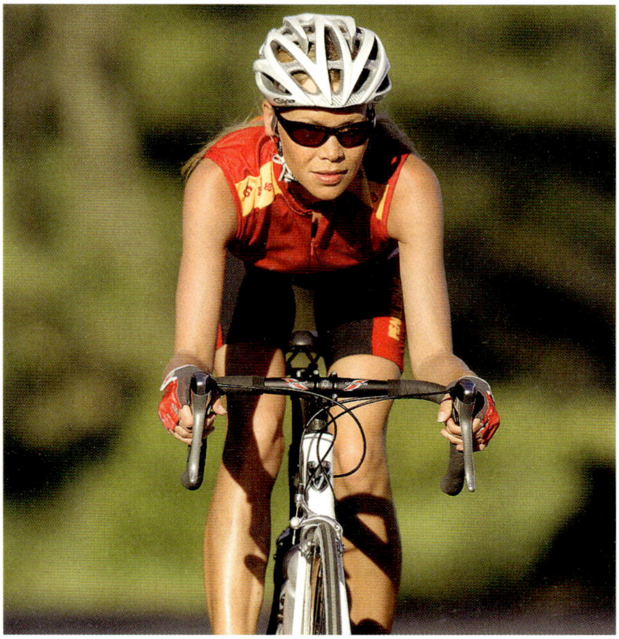

Haug

Inhalt

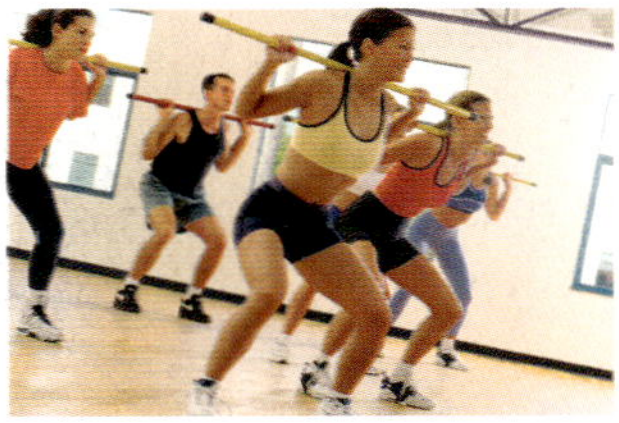

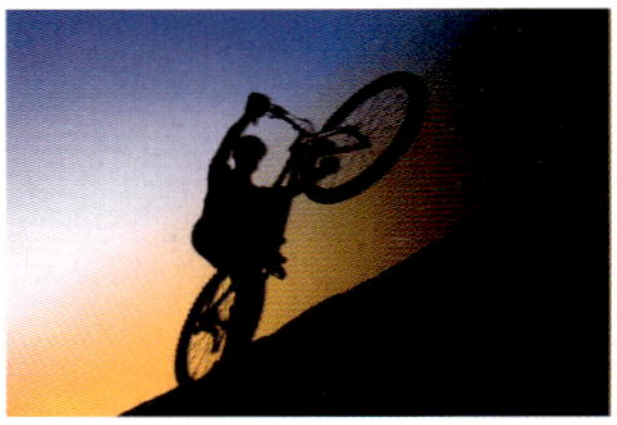

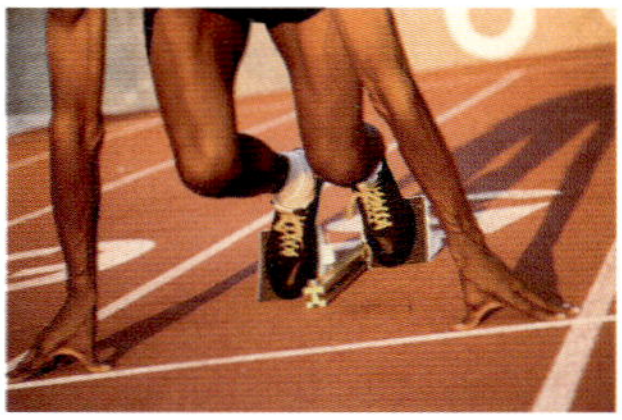

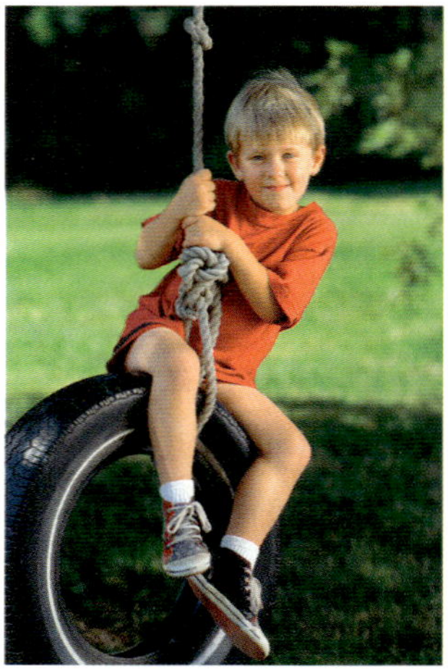

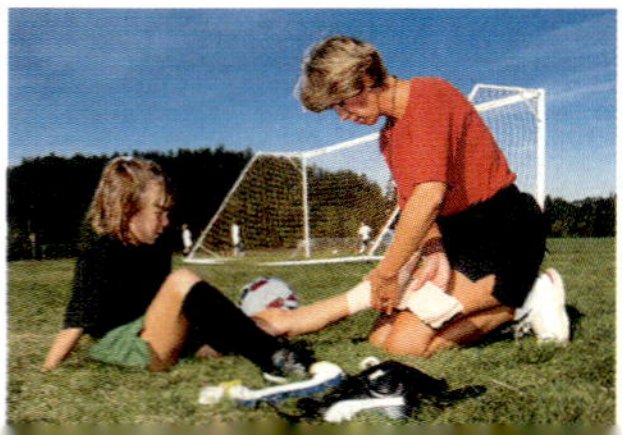

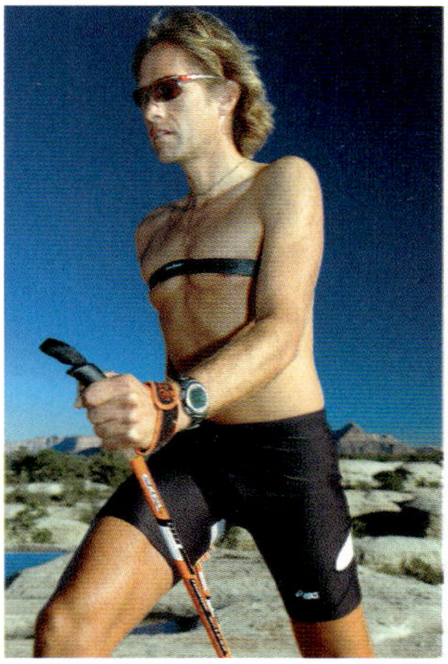

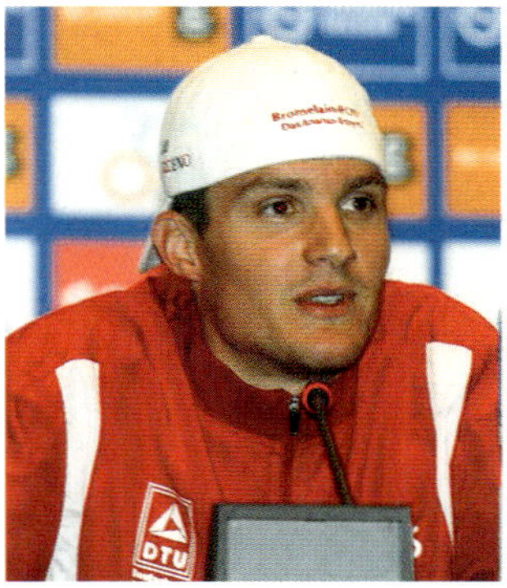

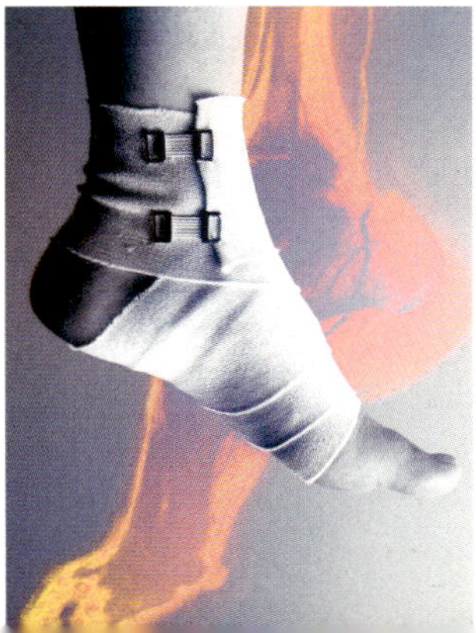

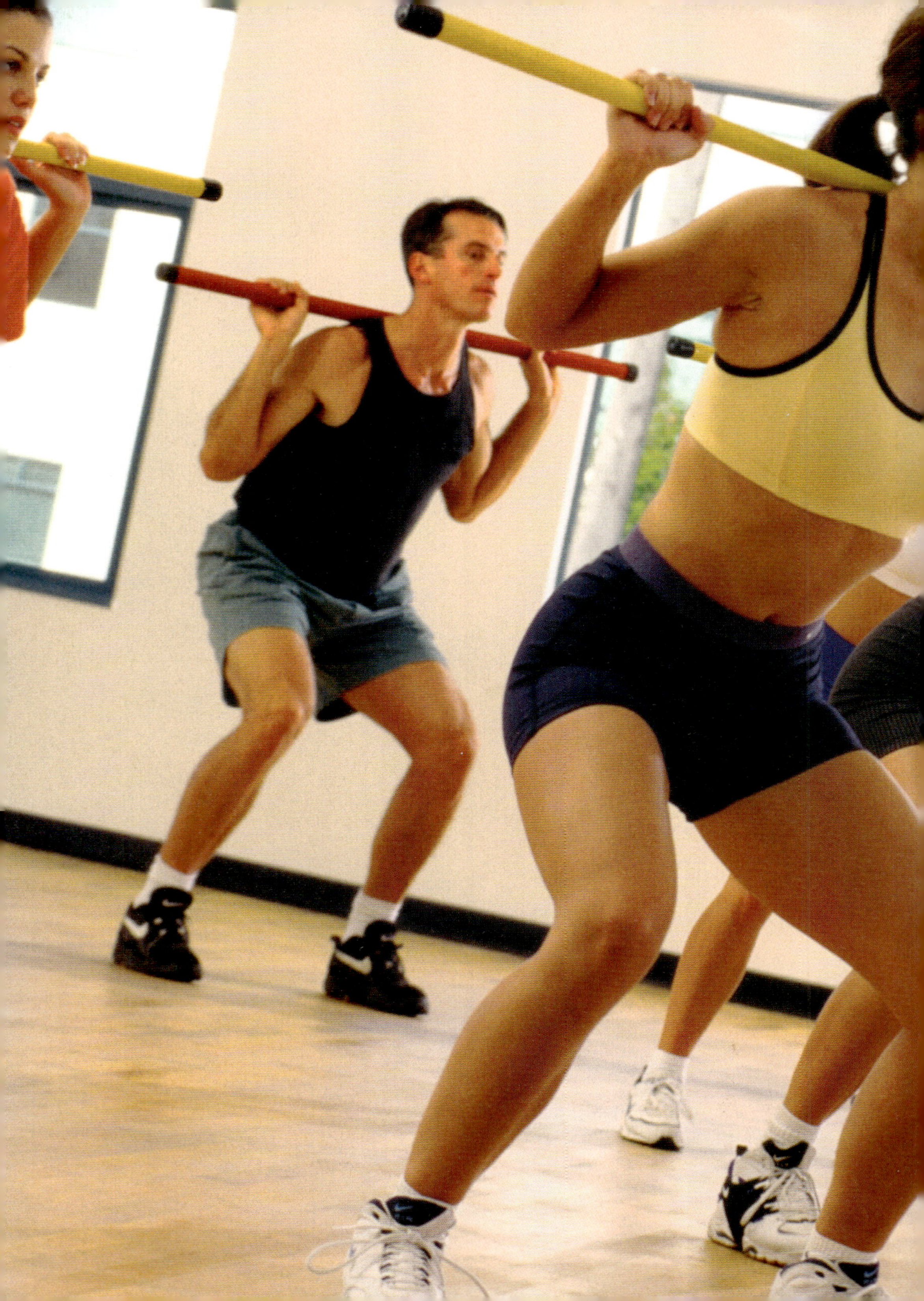

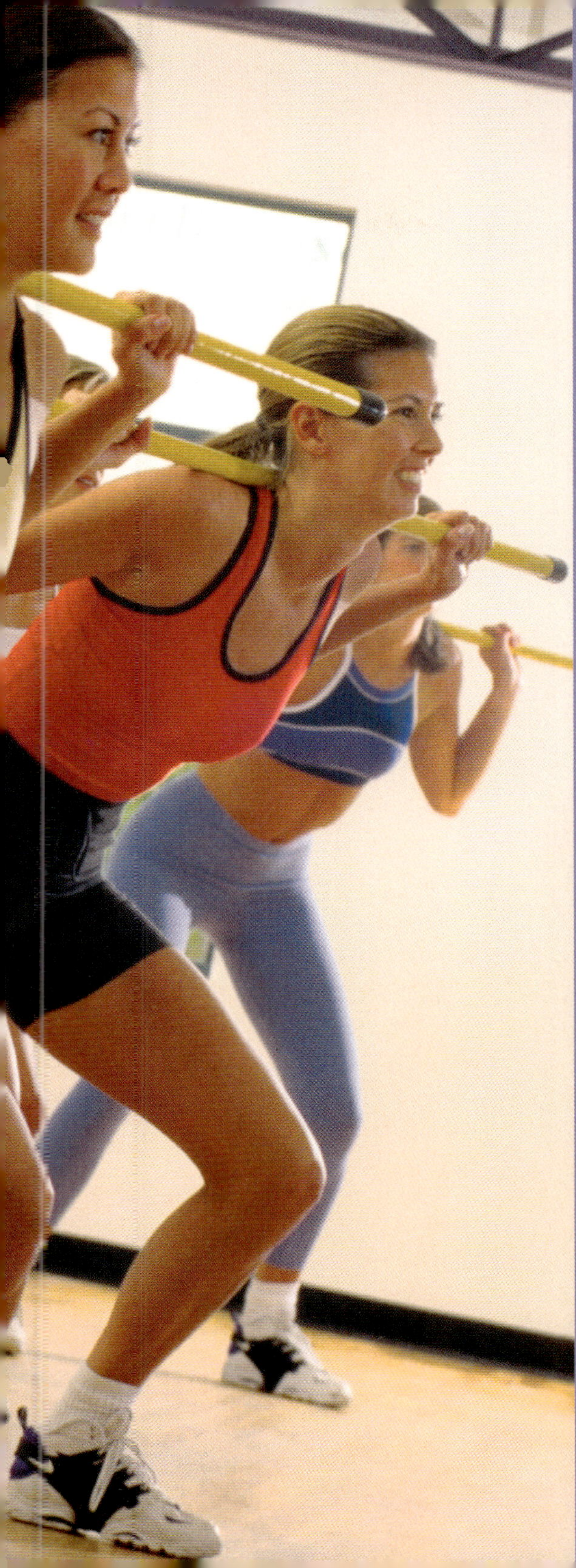

EINLEITUNG

Am Anfang steht der Entschluss. Mit der Entscheidung, einen Teil unserer verfügbaren Zeit der sportlichen Betätigung zu widmen, eröffnen wir für Körper und Geist neue Horizonte.

Einleitung

Körperlich aktiv zu sein, trägt wesentlich zur Erhaltung von Gesundheit und Wohlbefinden (= Lebensqualität) und zur Förderung von Heilungsprozessen bei. Maßvoll betriebener Sport stärkt nachweislich diverse Regelkreise des menschlichen Organismus (z. B. Herz-Kreislauf-System, Immunsystem, Hormonsystem sowie den Stoffwechsel) und fördert die Entspannung. Sport und Bewegung spielen somit eine wesentliche Rolle zur Vorbeugung, zur Therapieoptimierung sowie in der Nachsorge (= Rehabilitation), unter anderem bei Herz-Kreislauf-Erkrankungen, Krebs, Stoffwechselstörungen und Abwehrschwächen.

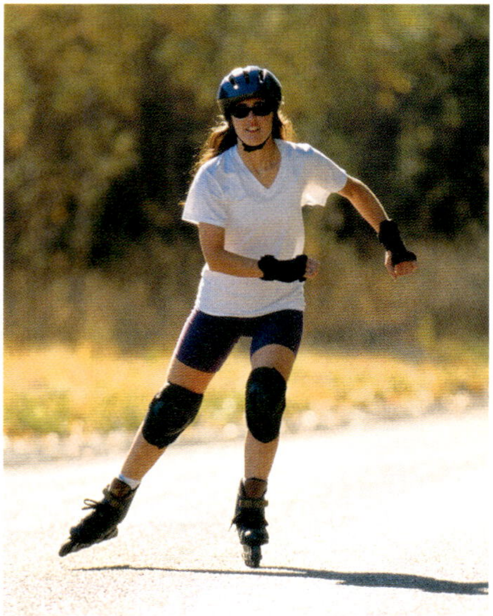

▲ Bewegung macht Spass und fördert unsere Gesundheit.

Neben Fehlernährung ist Bewegungsmangel ein ernst zu nehmendes Problem der modernen Gesellschaft und mit verantwortlich für Zivilisationskrankheiten wie Krebs, Herz-Kreislauf-Erkrankungen, Diabetes mellitus und Fettstoffwechselstörungen. Dass Sport und Bewegung insgesamt zur Verbesserung der Gesundheit beitragen, gilt als unbestritten. Und das nicht nur, weil Menschen, die sich regelmäßig bewegen, laut Statistik auch seltener rauchen, weniger Alkohol trinken und sich gesünder ernähren als »Bewegungsmuffel«.

Regelmäßiges Training hält Sie fit. Warum?

- Bewegung stärkt nicht nur den Kreislauf, sondern auch unter anderem Muskeln, Sehnen, Knochen und Gelenke und trägt so zum dauerhaften Erhalt unserer Mobilität und Autonomie bei.
- Sport nimmt auch für bereits Erkrankte eine übergeordnete Bedeu-

tung ein. Mäßige aber regelmäßige körperliche Aktivität (Sport) übt beispielsweise während der Therapie von Krebspatienten/-innen einen günstigen Einfluss auf die Lebensqualität, den Allgemeinzustand und auf das Immunsystem aus. Möglicherweise wird auch das Wiedererkrankungsrisiko gesenkt.

»Keine Stunde, die man mit Sport verbringt, ist verloren!«

(Sir Winston Churchill)

Mäßiges Ausdauertraining kann insbesondere nach abgeschlossener Krebstherapie (Nachsorge) die körpereigenen Abwehrkräfte (das Immunsystem) aktivieren, die psychische Befindlichkeit und Lebensqualität verbessern, die Kontaktaufnahme zu Mitmenschen erleichtern (psychosoziale Integration), das Selbstwertgefühl wiederherstellen beziehungsweise stabilisieren und das Risiko der Wiedererkrankung (Rezidivierung, Metastasierung) senken. Körperliches Training in Form von moderatem (mäßigem) Ausdauersport gehört zu den empfehlenswerten und evidenzbasierten (auf Wirksamkeit geprüften) Maßnahmen nach einer solchen Behandlung.

Sport fördert nicht nur die Beweglichkeit, sondern hilft auch gegen die »kleinen Fettpölsterchen« und stärkt die Kondition. Wie bereits erwähnt, unterstützt Ausdauertraining den Körper unter anderem im Kampf gegen Krebs. »Dem Krebs davonlaufen« kann man zwar nicht, aber man kann durch Sport das Immunsystem stärken und sich dadurch einen kleinen Vorsprung sichern. Als optimales Training im Sinne der Prävention (Vorbeugung) hat sich moderates Ausdauertraining im so genannten »aeroben Bereich« erwiesen. »Aerobes Ausdauertraining« verfolgt das Ziel, den Körper mit angemessener Intensität über einen längeren Zeitraum

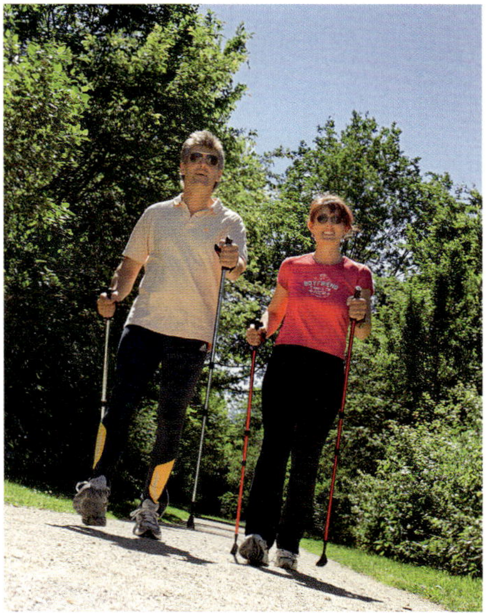

▲ Nachhaltige Gesundheitsvorsorge durch moderates Training.

zu fordern. Trainiert wird bei normaler Atmung, ohne »aus der Puste« zu geraten. Das entspricht einer Herzfrequenz für die Dauer der Belastung von etwa 180 Schlägen pro Minute minus Lebensalter in Jahren. Trainingseinheiten unter 20 Minuten sind nicht effektiv. Planen Sie daher immer mindestens 35 Minuten und mehr ein. Optimalerweise trainieren Sie zwei- bis dreimal pro Woche 35–60 Minuten lang. Das entspricht einem Verbrauch von ca. 2000 kcal pro Woche oder 350–700 kcal pro Tag.

Moderater Ausdauersport verbessert die allgemeine körperliche Leistungsfähigkeit. Er senkt Blutdruck und Körpergewicht, reduziert Blutzucker und Blutfette und führt zur Zunahme der Sauerstofftransportfähigkeit des Blutes. Dies wirkt sich positiv auf Abwehr- und Hormonsystem aus. Belegt werden konnten unter anderem Verbesserung der Lebensqualität, Aktivierung des Immunsystems sowie Therapieoptimierung bei diversen Erkrankungen, unter anderem bei Krebs, Herz-Kreislauf-Erkrankungen und Stoffwechselstörungen. Diese Beobachtungen gelten für moderaten Ausdauersport. Leistungssport hingegen unterdrückt Abwehrfunktionen und geht in der Regel mit vermehrten Infektions- und Krebserkrankungen einher.

Sport ist gesund!

Sport tut gut in jeder Hinsicht! Natürlich gibt es hartnäckige Zeitgenossen, die das entschieden leugnen. Gerne wird dabei der ehemalige englische Premierminister Sir Winston Spencer Churchill angeführt.

Churchill war ein **»Workaholic«**, dem Whiskey und einer guten Zigarre nicht abgeneigt und wurde trotzdem 90 Jahre alt. Danach gefragt, wie er es als Regierungschef schaffe, ein tägliches Arbeitspensum von bis zu 18 Stunden durchzuhalten, antwortete er: **»Strictly no sports, just cigars and whiskey«**.

»Ein Leben ohne Stress ist der Tod«.

(Hans Seyle)

Was heute in Vergessenheit geraten ist: Churchill meinte dies ironisch! Von seiner Schulzeit an bis ins hohe Alter war der 1,66 m große Politiker sportlich aktiv. Er gewann Schwimmmeisterschaften und wurde als Fechter und Reiter mehrmals ausgezeichnet. Sein Lebensmotto: **»Keine Stunde, die man mit Sport verbringt, ist verloren!«**.

Wer erst einmal damit angefangen hat, sportlich aktiv zu werden, merkt bereits nach kurzer Zeit, wie sich sein körperliches und psychisches Wohlbefinden, seine gesamte Fitness verbessert. Natürlich gibt es individuelle Unterschiede, welche sportliche Betätigung für den Einzelnen am besten ist. Aber für welche sportliche Aktivität Sie sich auch immer entscheiden, wichtig ist, dass Sie regelmäßig, richtig, mit Maß und Spaß Sport treiben.

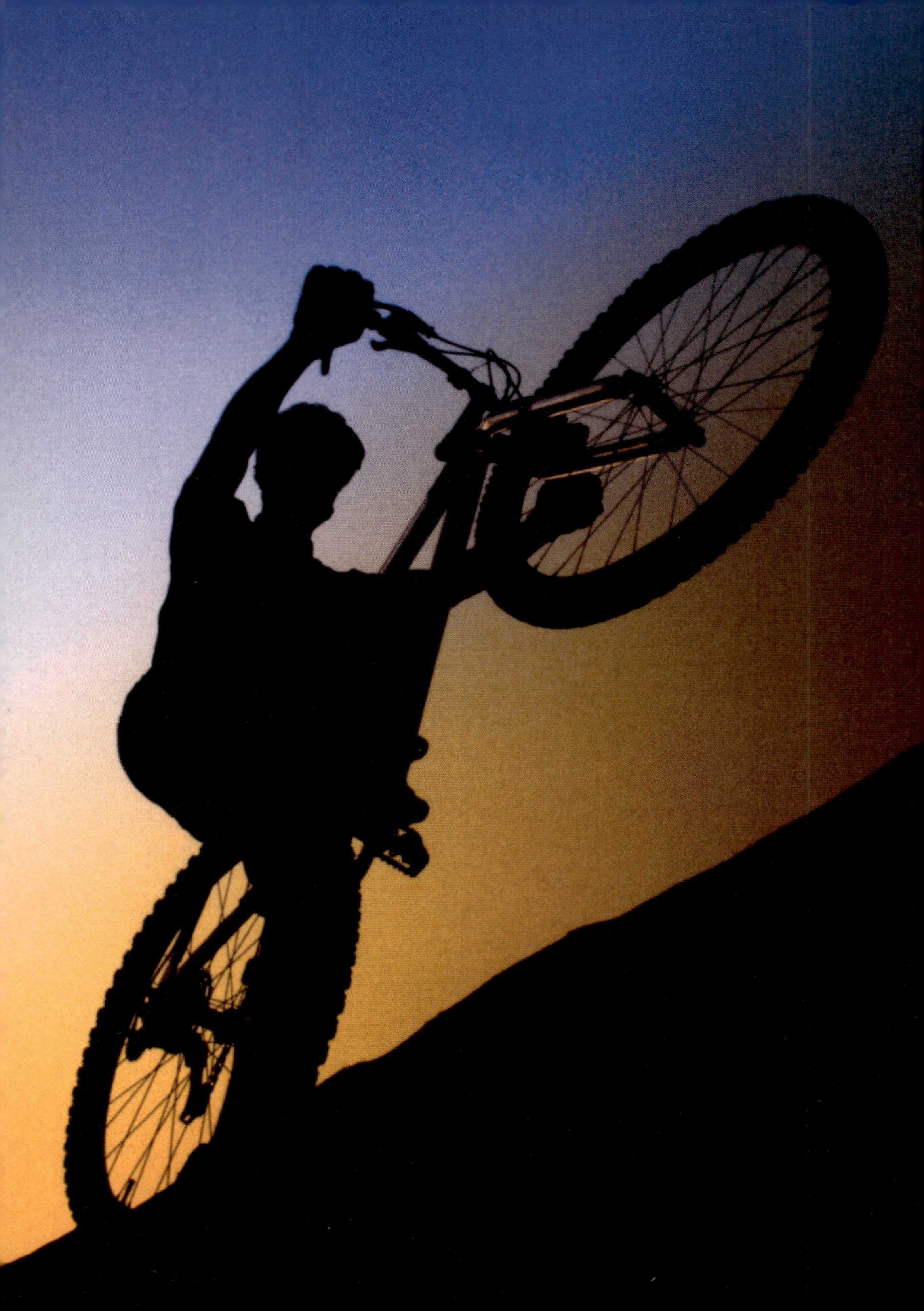

KÖRPER UND GEIST

»Das Ganze ist mehr als die Summe seiner Teile«. Dieses Zitat von Aristoteles bringt es auf den Punkt. Körper und Geist bilden eine Einheit und die Förderung des einen bleibt nicht ohne Nutzen für den anderen.

Stressabbau durch Sport

Ich stehe unter Stress! Kaum jemand kann von sich behaupten, dass er diesen Satz noch nicht gesagt hat! Mehr als ein Drittel unserer Mitbürger, ob jung oder alt, fühlen sich laut Emnid-Umfrage gestresst. Die meisten verbinden damit etwas Negatives, etwas Unangenehmes, dem sie sich hilflos ausgeliefert fühlen.

Doch, was bezeichnet man eigentlich als Stress? Wie funktioniert er?

Der Begriff an sich stammt aus der Welt der Physik, genau genommen aus der Materialforschung. Stress im eigentlichen Sinne bezeichnet das Verhalten von Materialien unter Belastung. Der Wiener Mediziner Hans Seyle hat den Begriff 1936 aus der Physik entnommen und in die Medizin eingeführt. Als wichtigstes Forschungsergebnis bezeichnet er die Erkenntnis: **»Ein Leben ohne Stress ist der Tod. Stress muss sein, auch wenn das verrückt klingt«.** Denn Stress ist die natürliche Reaktion des Menschen, mit der die notwendige Anspannung aufgebaut wird, um Anforderungen erfolgreich zu bewältigen.

Auch wenn es noch so verblüffend scheint, Stress ist die normalste Sache der Welt! Stress ist ein biologischer Mechanismus, eine automatische, reflexartige Reaktion des Körpers auf alle Reize aus der Umwelt. Diese Reize aus der Umwelt, die so genannten Stressoren, können physischer oder psychischer Natur sein und sind die Verursacher von Stress. Also, nicht die Situation mit der man konfrontiert wird, ist »der Stress«, sondern der Stress wird in jedem von uns selbst ausgelöst! Wenn uns also eine Situation Stress bereitet, wäre es richtiger zu sagen, dass wir auf einen Stressor mit Stress reagieren. Merken Sie, wie in diesem Fall der Verursacher (= Stressor) mit der Reaktion (= Stress) verwechselt wird?

Sicherlich haben auch Sie eine Vorstellung davon, was Stress in Ihnen auslösen kann. Ihnen fallen bestimmt auf Anhieb ein Dutzend Beispiele ein. Und wenn Sie Ihre Stressoren genauer betrachten, sind diese meist sehr unangenehm. Aber können Sie sich auch vorstellen, dass alle, sowohl die positiven als auch negativen Erlebnisse und Belastungen, denen Sie täglich ausgesetzt sind, Stress verursachen?

Eine von amerikanischen Wissenschaftlern entwickelte »Stressskala«

macht dies deutlich. Sie erstellten eine »Hitliste« von Stress verursachenden Situationen und bewerteten auf der Grundlage einer Umfrage mit 5000 Teilnehmern jede einzelne Situation mit einem Punktesystem.

Situation	Stresspunkte
Tod des Ehepartners	100
Scheidung	73
Trennung der Ehepartner	65
Gefängnisaufenthalt	63
Tod eines Familienangehörigen	63
Eigene Verletzung oder Krankheit	53
Heirat	50
Verlust des Arbeitsplatzes	47
Versöhnung mit Ehepartner	45
Eintritt in den Ruhestand	45
Krankheit in der Familie	44
Schwangerschaft	40
eigene sexuelle Probleme	39
Geburt eines Kindes (Familienzuwachs)	39
geschäftliche Umorganisation	39
veränderte persönliche Finanzen	38
Tod eines nahen Freundes	37
Berufswechsel	36
mehr oder weniger Streit mit Ehepartner	35
Hypothek über 25 000 €	31
Kündigung von Hypothek oder Kredit	30
veränderte Verantwortung im Beruf	29
Kind verlässt das Haus	29
Ärger mit der Familie des Ehepartners	29

Situation	Stresspunkte
außergewöhnlicher persönlicher Erfolg	28
Frau hört auf oder beginnt zu arbeiten	26
Beginn oder Abschluss der Schulausbildung	26
veränderte Lebensumstände	25
Änderung der persönlichen Gewohnheiten	24
Ärger mit dem Chef	23
veränderte Arbeitsbedingungen	20
Wohnungswechsel	20
Schulwechsel	20
veränderte Freizeitgewohnheiten	19
Änderung der kirchlichen Aktivitäten	19
veränderter gesellschaftlicher Umgang	18
Hypothek oder Kredit unter 25 000 €	17
veränderte Schlafgewohnheiten	16
Familientreffen	15
veränderte Essgewohnheiten	15
Urlaub	13
Weihnachten	12
geringfügiger Gesetzesverstoß	11

Es spielt keine Rolle, welche Ursache bei Ihnen den Stress auslöst. Der Körper reagiert immer gleich. Seit Urzeiten aktivieren Stressoren physiologische Systeme des Körpers, um das (Über)Leben des Organismus bei Gefahr und Angriff zu sichern. Die Stressantwort des Körpers ist ganz allgemein auf Flucht oder Kampf ausgerichtet.

Stress ist, seit der Mensch die Erde bevölkert, für dessen Überleben entscheidend. Er mobilisiert blitzschnell Energiereserven, um mit den Anforderungen fertig zu werden. Stress hält den Organismus funktionstüchtig und steigert die geistige und körperliche Leistungsfähigkeit.

Achtung

Bei einem anhaltenden Stressfaktor von insgesamt 150 bis 300 Punkten auf der Stressskala verdoppelt sich die Gefahr, innerhalb von zwei Jahren einen Herzinfarkt zu erleiden.

Was aber geschieht konkret in und mit Ihrem Körper in einer Stress-Situation?

Ihr Körper befindet sich im Gefolge einer stressauslösenden Situation in Alarmbereitschaft. Er versucht deshalb, mit allen ihm zur Verfügung stehenden Mitteln, seine Leistungsfähigkeit zu stärken. Das Nebennierenmark schüttet ca. 50-mal mehr Stresshormone, Adrenalin und Noradrenalin aus als unter Normalbedingungen. Blutdruck, Herzschlag und die Atemfrequenz steigen an und führen in der Regel zu einem fühlbaren Herzschlag. Der stärkere Herzschlag beschleunigt den Kreislauf.

Es kommt zu einer gezielten Blutumverteilung in die Skelettmuskulatur. Die Pupillen weiten sich. Die Haare richten sich auf, stehen sprichwörtlich zu Berge. Die Muskelanspannung wächst, bis hin zu einem Zittern und Beben. Wachsamkeit und Hormonkonstellation stehen auf »volle Leistung«. Die Verdauung wird herabgesetzt. Der Körper beginnt zu schwitzen, weil die gesteigerte Stoffwechselaktivität unter anderem mit einer Erhitzung des Körpers einhergeht. Der ganze Körper wird auf Flucht oder Kampf eingestimmt: »Flight or Fight«.

Vielleicht haben Sie bei einer stressauslösenden Situation bisher nicht das volle »Flight or Fight«-Programm verspürt. Aber viele Faktoren werden Ihnen sicherlich bekannt vorkommen.

Überlegen Sie vielleicht einmal, wie Sie darauf reagieren, wenn auf der Autobahn bei hoher Geschwindigkeit ein extrem leichtsinniger Drängler »an Ihrer Stoßstange hängt«. Können Sie sich eventuell noch an Ihre Schulzeit erinnern? Eine nicht angekündigte Klassenarbeit konnte Höchststress bedeuten und unter anderem zu Herzrasen und Schweißausbrüchen führen. Wie fühlten Sie sich, als Sie zu Ihrer ersten Verabredung mit einer »heiß begehrten« Person oder zu den Schwiegereltern gingen?

Stress kann durchaus als positive Reaktion des Körpers betrachtet werden, auch wenn die auslösenden Faktoren meist negativ sind! Stress aktiviert Körper und Geist und kann uns zu Höchstleistungen anspornen. Hierbei handelt es sich um den so genannten positiven Stress, auch »Eustress« genannt. Als Verteidigungsmechanismus hilft er, dass wir uns Herausforderungen stellen und gibt uns den Antrieb zur Bewältigung des Alltags. Kurzum, positiver Stress ist eine Hilfe in allen Lebenslagen. Es sollte allerdings unbedingt ein Gleichgewicht zwischen belastenden Stressphasen und Erholung gewahrt werden.

Zu einem Problem kann die Stressreaktion unseres Körpers aber werden, wenn die Belastung, der seelische oder körperliche Druck der Stressoren, so groß wird, dass unser Stress-Abwehrsystem nicht mehr ausreicht. Das geschieht vor allem dann, wenn es keine Erholungs- und Regenerationszeiten gibt und der Körper sich permanent in Alarmbereitschaft, dem so genannten Dauerstress befindet. Der Körper kann einer ständigen Überlastung nicht standhalten, da er ab einem bestimmten Punkt keine Kräfte mehr mobilisieren kann. Diese Art von Stress nennt man negativen Stress oder auch »Dysstress«.

Negativer Stress schädigt unsere Gesundheit, führt zu schlaflosen Nächten und kann lebensbedrohend sein. Viele der so genannten »Zivilisationskrankheiten« können auf negativen Stress zurückgeführt werden, unter anderem Kopf- und Rückenschmerzen bis hin zum Bandscheibenvorfall durch die andauernde Verspannung der Muskulatur, Herz- und Kreislaufprobleme, die zum Herzinfarkt und Schlaganfall führen können, Haarausfall und allergische Reaktionen, Schwächung des Immunsystems, Stoffwechselstörungen, zum Beispiel der Blutfette und des Blutzuckers, psychische Erschöpfungszustände bis hin zur Depression.

So erschreckend die Erkrankungen durch Stress auch sind, wir sind ihm nicht hilflos ausgeliefert. Körperliche Aktivität beziehungsweise sportliche Betätigung ist ein wirksames Mittel, um Spannungen und Stress abzubauen. Obwohl die Aktivierung des Bewegungsapparates in einer Stress-Situation auf den ersten Blick zu einer zusätzlichen Belastung führt, geht eine niedrig bis mäßig intensive Muskelarbeit mit einem Abbau von Spannung und Stress einher.

Körperliche Betätigung lockert verspannte Muskelpartien und wirkt als Ventil für angestaute psychische Spannungen. Ausdauernde sportliche Bewegung steigert unter anderem die Stimmungslage durch die Freisetzung von stimmungsaufhellenden Botenstoffen im Gehirn. Vor allem ß-Endorphin, Serotonin und Dopamin wirken als so genannte »Glückshormone«. Die Stresshormone Adrenalin und Cortisol werden abgebaut.

Wer Sport treibt, zum Beispiel in Stress-Situationen, fördert auch die

Durchblutung und stabilisiert sein Herz-Kreislauf-System (siehe Kapitel: Sport als Schutz für Herz und Gefäße). Sportliche Aktivität verändert durch die Konzentration auf die Bewegungsabläufe auch den »inneren« Blickwinkel. Der Druck des negativen Denkens, aufgebaut durch permanente Angstgefühle beziehungsweise ständiges gedankliches Problematisieren, wird zurückgedrängt. »Negativgedanken« erhalten eine Auszeit, der Sporttreibende kann sich sozusagen »psychisch erholen«. Das schafft neues Selbstvertrauen. Ein trainierter Körper ist resistenter gegenüber Stresseinwirkungen, insbesondere nach angemessenen sportlichen Aktivitäten. Das Immunsystem wird gestärkt, es erhöhen sich Zahl und Aktivität von Abwehrzellen und die Konzentration von »Schutzproteinen«. Aber Achtung: Die sportliche Aktivität darf hierbei nicht selber zum Stressfaktor werden.

Laufen

Der berühmteste Lauf der Geschichte ist der Marathonlauf. Der Überlieferung nach überbrachte ein Bote nach der Schlacht von Marathon 490 v. Chr. die Nachricht vom Sieg der griechischen Armee über die Perser im Dauerlauf nach Athen und brach zusammen. Bei den Olympischen Spielen wurde der Marathonlauf (42,19 km) in Anlehnung an dieses Ereignis als Wettkampf eingeführt.

Beim Laufen als sportlicher Disziplin unterscheidet man zwischen den Sprints (Läufe bis 400 m), der Mittelstrecke (bis 3000 m) und der Langstrecke bis hin zum Marathonlauf. Läufe über größere Distanzen als der Marathonlauf werden als Ultramarathon bezeichnet. Die am weitesten verbreitete Laufart ist heute das Joggen. Dieser Lauf kann völlig unkompliziert ausgeübt werden. Besondere sportliche Regeln, solange es

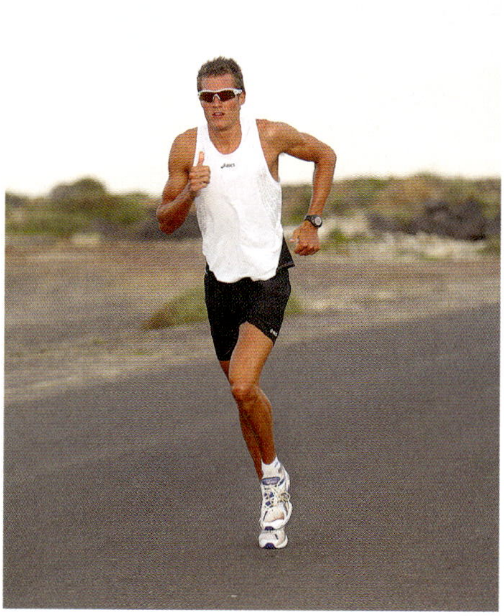

▲ Der gleichmäßige Rhythmus des Laufens ermöglicht eine effektive Entspannung.

nicht um einen Wettkampf geht, müssen dabei nicht beachtet werden.

Während die Grundtechnik von jedem gesunden Menschen beherrscht wird, fehlen oft die Grundkenntnisse zur Optimierung der Lauftechnik sowie das Wissen um die Risiken und den Nutzen des Laufs.

Gesundheitsrisiken und Verletzungsmöglichkeiten:

- Durch Lauftraining können zuvor unerkannte körperliche Schädigungen hervortreten mit, zum Beispiel im Falle eines Herzfehlers, fatalen Auswirkungen.
- Nicht auskurierte Erkältungen oder grippale Infekte können bei zu früher Wiederaufnahme des Trainings zu schwerwiegenden Rückfällen, dauerhaften Schädigungen und sogar zum Tod führen.
- Viele Anfänger überfordern sich zu Beginn. Dieser Fehler führt häufig zu Verletzungen der Muskulatur und Bänder, bis hin zu Ermüdungsbrüchen.
- Schlechtes Schuhwerk und falsche Lauftechniken führen zu einer Überlastung der Knie- und Fußgelenke.

Unfälle ereignen sich beim Laufen relativ selten. Meistens treten sie auf bei:

- unebenem Gelände
- schlechtem Schuhwerk
- Laufen im Dunkeln
- Laufen in der Gruppe
- Ermüdung
- zu hoher Trainingsintensität
- zu schneller Steigerung der Trainingsintensität

Positive gesundheitliche Effekte des Lauftrainings:

- Gewichtskontrolle
- Stärkung des Herz-Kreislauf-Systems
- Kräftigung des Bewegungsapparates
- psychische Ausgeglichenheit
- dynamische Belastung der Rückenmuskulatur
- Dehnung des Brustkorbes
- Stärkung des Immunsystems

Für Laufanfänger ist es oft schwierig, den richtigen Laufstil zu finden. Man unterscheidet den Fersenlauf und den Ballenlauf. Die meisten Läufer laufen automatisch über die Ferse, dies führt zu einer stärkeren Kniebelastung. Der Ballenlauf ist zwar wesentlich dynamischer, fordert jedoch eine austrainierte Wadenmuskulatur. Beim Ballenlauf kommt es zu erhöhter Belastung im Vorfußbereich, insbesondere im Bereich der Zehengrundgelenke und der Mittelfußknochen.

Achtung

Der wichtigste Ausrüstungsgegenstand für den Läufer ist der Laufschuh. Die für den jeweiligen Läufer richtigen Laufschuhe können Unfälle und gesundheitliche Schäden vermindern!

INTERVIEW

Laufsport-Tipps

Es heißt, Laufen sei eine sehr effektive Art, Gewicht zu verlieren, stimmt das?
Es ist richtig, dass beim Laufen ein sehr hoher Kalorienumsatz stattfindet. Verglichen mit dem ebenfalls sehr beliebten Walking wird annähernd die doppelte Menge an Kalorien pro Zeiteinheit »verbrannt«. Laufen ist also sehr effektiv. Dadurch wird das Laufen insbesondere für Menschen attraktiv, die einen engen Terminkalender haben. Man ist zeitlich und räumlich unabhängig und weder an feste Trainingszeiten noch an die Verfügbarkeit von Sportstätten gebunden. Eine geeignete Laufstrecke findet sich fast überall.

Viele sagen, »Laufen ist mir zu langweilig«. Was entgegnen Sie dem?
Das ist sicherlich Ansichtssache und hängt auch von der Mentalität des Einzelnen ab. Natürlich zeichnet sich das Laufen durch eine gewisse Gleichförmigkeit aus. Die kann aber auch gewollt sein. Der gleichmäßige Rhythmus der Schritte und der eigenen Atmung kann eine sehr wirkungsvolle Form der Entspannung sein. Das setzt allerdings auch eine gewisse Lockerung von Körper und Geist während des Laufens voraus. Verbissenheit und Verkrampftheit schaden hier. Das soll allerdings nicht bedeuten, dass man nicht einen gewissen Leistungswillen und Ehrgeiz entwickeln darf.

Ist Laufen uneingeschränkt als Gesundheitssport zu empfehlen?
Mit dem Laufen geht auch eine erhöhte Belastung des Muskel-, Gelenk- und Bänderapparates einher. Verglichen mit dem Walking ist die Gefahr der Überforderung und damit verbunden der Verletzung beim Laufen deutlich höher. Die Belastung für die Sehnen, Bänder und Gelenke ist umso stärker, je schwerer der Läufer ist. Je nach Geländeprofil, also vor allem bei Bergabpassagen, wirkt das 1,5- bis 3-fache des eigenen Körpergewichts auf die Ferse, wenn sie den Boden berührt. Bei einem 80 Kilogramm schweren Läufer können das demnach bis zu einer viertel Tonne sein, oder bildlich 10 Säcke Zement, die das Bein stauchen. Stark übergewichtige Personen oder Menschen mit Haltungsschäden sollten daher das Laufen nicht als Einstieg in den Gesundheitssport wählen. Die Gefahr der orthopädischen Schädigung kann für diese Leute zu groß sein. Hier bieten sich Walking, Radfahren oder Schwimmen an, da dort die Gelenkbelastung niedriger ist beziehungsweise das eigene Körpergewicht anteilig durch das Sportgerät oder durch das Medium Wasser kompensiert wird.

Laufen kann ja eigentlich jeder. Gibt es hinsichtlich der Lauftechnik Dinge, die es zu beachten gilt?
Es stimmt, dass jeder das Laufen und Rennen in der Kindheit gelernt hat. Aber die Laufstile sind individuell sehr unterschiedlich. Eine richtige Lauftechnik trägt aber zur Vermeidung von Verletzungen bei und beugt schneller Ermüdung vor. Der Oberkörper sollte aufrecht und ohne Hohlkreuzbildung gehalten werden. Die Arme bilden im Ellenbogengelenk etwa einen rechten Win-

kel und schwingen locker gegengleich zur Beinbewegung. Im Gegensatz zum Sprint über kurze Strecken, bei dem normalerweise der Vorderfuß zuerst den Boden berührt, tritt beim Joggen der erste Kontakt mit der Ferse auf. Man rollt über die gesamte Sohle ab und schiebt sich mit dem Vorderfuß nach vorne. Die Atmung beim Laufen sollte ruhig und gleichmäßig sein. Damit kann man dem leidigen Seitenstechen vorbeugen. Über eine Periode von 3–4 Schritten sollte eingeatmet werden und über den gleichen Zeitraum soll die Ausatmung erfolgen. Während der ersten Trainingseinheiten kann man durch Mitzählen im Kopf den richtigen Rhythmus leichter finden.

Wie vermeide ich, dass ich zu schnell laufe und mir die Puste ausgeht?

Man sollte nur so schnell laufen, dass man noch genügend Luft hat, um sich beim Training gerade noch unterhalten zu können. Den richtigen Intensitätsbereich kann man aber auch relativ leicht durch eine Pulskontrolle ermitteln. Dabei gilt die Faustformel 180 minus Lebensalter. Wenn dann das Tempo noch zu hoch ist, kann man die Geschwindigkeit gegebenenfalls so drosseln, dass noch die Möglichkeit der Unterhaltung besteht.

Worauf sollte man bei den Laufschuhen achten?

Bei der Auswahl der Laufschuhe muss man sich Zeit nehmen. Der richtige Schuh kann das Verletzungsrisiko durch Überlastung deutlich minimieren. Doch auch hier gilt, Laufschuh ist nicht gleich Laufschuh. Vor 30 Jahren waren die Sportschuhe für Läufer kaum gepolstert. Erst später wurden die Schuhe im Bereich der Ferse weicher. Konsequenterweise waren früher Knieverletzungen am häufigsten. Mit der Dämpfung der Schuhe verschob sich der Verletzungsschwerpunkt in die Gegend der Achillessehne. Der Laufschuh muss eine gute Passform haben, wobei die Schuhe eher etwas größer gewählt werden sollten. Dabei darf der gute Halt im Schuh allerdings nicht verloren gehen. Am einfachsten ist es, man lässt sich in Fachgeschäften, die über ein Laufband mit der Möglichkeit der Videokontrolle verfügen, ausführlich beraten. Dabei sollte der Preis nicht das ausschlaggebende Kriterium sein.

Worauf sollte man bei der Kleidung achten?

Die Kleidung sollte eine ausreichende Ableitung der Wärme und des Schweißes gewährleisten. Baumwolle ist eher ungeeignet. Die Feuchtigkeit wird zwar gut aufgenommen, es erfolgt aber keine schnelle Verdunstung. Dadurch riskiert man insbesondere in der kalten Jahreszeit eine Auskühlung des Körpers und damit Erkältungen und Verletzungen. Heute gibt es aber sehr gute Funktionsbekleidung für Läufer und auch hier sollte man sich im Fachgeschäft beraten lassen.

Sollte man allein oder in der Gruppe laufen?

Auch hier hängt es von der Mentalität des Sportlers ab, ob er lieber alleine oder mit anderen läuft. Wie für so viele Sportarten gilt aber auch für das Laufen, dass es in der Gruppe noch mehr Spaß macht. Zudem sinkt das Risiko, sich vor der einen oder anderen Trainingseinheit »zu drücken«. Man kann sich an der Leistung der anderen Läufer in der Gruppe orientieren und so die eigenen Fähigkeiten kontinuierlich verbessern.

Sport als Schutz für Herz und Gefäße

Seitdem die Menschheit denken kann, wird die Formel für die ewige Jugend gesucht. Wahrscheinlich ist es aber keine Formel, die gefunden werden muss, sondern ein so genanntes »Alterungs-Gen«, das sich irgendwo in unserer Erbinformation (DNA) versteckt hat.

Dem Frankfurter Molekularbiologen Heinz Dieter Osiewacz ist es gelungen, bei einem Pilz ein solches Alterungs-Gen zu entfernen. Die gemessene »Lebensspanne« des Pilzes steigerte sich von 25 Tagen auf 12 Jahre. Der genetische Eingriff führte zu einer knapp 170-fachen Lebenszeitverlängerung.

Natürlich können wir jetzt alle darauf warten, dass ein solches Gen auch beim Menschen gefunden wird. Ein faszinierender Gedanke, liegt doch die durchschnittliche Lebenserwartung der deutschen Männer »nur« bei 76,8 Jahren, die der Frauen bei 82,1 Jahren. Analog zum Pilz könnten wir es dann auf 14000 Jahre bringen. Aber, Menschen sind keine Pilze! Und selbst wenn die Medizin in der Lage wäre, dieses Gen beim Menschen zu entfernen, würde es den Lebenden nicht weiterhelfen.

Wir müssen uns also, so oder so, mit einer zeitlich begrenzten Lebensspanne begnügen. Müssen wir das wirklich? Hilft unter Umständen ein Ortswechsel? Nach dem Motto: gutes Klima – gesunder Mensch? Die höchste Lebenserwartung hat in Europa die Bevölkerung des Pyrenäen-Zwergstaates Andorra. Statistisch werden die Andorraner 83,4 Jahre alt. Allerdings: Mit 464 km² ist Andorra nur halb so groß wie Berlin. Aus Raumnot entfällt damit für die 82,3 Millionen Bundesbürger dieses »Alterungsasyl«. Ganz abgesehen davon führt das Leben in den bergigen Lüften Andorras leider nicht automatisch zu einer höheren Lebenserwartung.

Aber ganz so hoffnungslos ist die Lage an der »Alterungsfront« nicht! Was glauben Sie, wie lange der Motor unseres Lebens, das Herz, schlagen könnte, wenn man es pfleglich behandelt? 120 Jahre und mehr wären möglich! Leider entscheidet aber nicht nur die »Fitness« unseres Herzens über unsere Lebenserwartung. Dennoch, wenn wir das kleine, faustgroße und maximal 300 Gramm wiegende Organ richtig behandeln, könnten wir viele Jahre dazu gewinnen.

Über 11 000 Liter Blut pumpt das Herz täglich durch unseren Körper. Drei Milliarden Mal schlägt es in unserer Brust, bis wir das normale Durchschnittsalter erreicht haben. Was müssen wir also bei der Pflege dieses unermüdlichen Lebensmotors berücksichtigen?

Erst einmal, dass das menschliche Herz ein Muskel ist, der trainiert werden kann. Zweitens, dass die »Pipelines« (Blutgefäße) mit einer »Lauflänge« von knapp einer Viertelmillion Kilometern, durch die das Herz unser Lebenselixier (Blut) pumpt, nicht verstopfen dürfen. Und nicht zuletzt, dass das Blut die Stoffe (Nährstoffe, Sauerstoff), die für unsere Gesundheit wichtig sind, in ausreichendem Maße transportiert.

Das Herz – kleiner Motor mit großer Kraft und Wirkung

Eigentlich müsste jeder Waschmaschinenbesitzer wissen, welche schädlichen Folgen kalkhaltiges Wasser für sein Gerät hat. Zumindest gibt sich die Werbung große Mühe, dies der deutschen Hausfrau oder dem Hausmann zu erklären. Während des Waschvorgangs lagert sich der Kalk im Wasserschlauch und in der Wasserpumpe ab. Sind die Ablagerungen zu groß, verengt sich der Schlauch und wird porös. Da die Waschmaschinenpumpe in ihrem Programm immer die gleiche Menge Wasser pumpt, wird der Druck auf den verengten Schlauch immer stärker. Die Pumpe selber verkalkt auch und muss immer mehr Kraft aufwenden, um ihr Soll zu erfüllen, damit das Wasser durch die Verengungen gepresst wird.

Das Ergebnis: Im günstigsten Fall verschleißt die Wasserpumpe zu schnell, verkalkt völlig und »gibt ihren Geist auf«. Im ungünstigsten Fall platzt der verkalkte Schlauch und die Küche steht unter Wasser.

Lassen Sie uns einmal die Waschmaschine mit dem menschlichen Körper, den Waschvorgang mit unserem Blutkreislauf, die Wasserpumpe mit unserem Herzen, den Wasserschlauch mit unseren Blutgefäßen vergleichen und das Wasser gegen Blut austauschen.

Was erhalten wir? Natürlich keine menschliche Waschmaschine. Aber einen groben Überblick darüber, wie das menschliche Herz-Kreislauf-System funktioniert und was passiert, wenn durch unseren Lebensstil das Herz-Kreislauf-System »verkalkt« und die so genannte kardiovaskuläre Leistungsfähigkeit (Herz-Kreislauf Leistung) beeinträchtigt wird.

Die Funktions- und Leistungsfähigkeit des Herz-Kreislauf-Systems ist entscheidend für die Vitalität des Menschen. Je mehr Sauerstoff über die Lungen aufgenommen und über die roten Blutkörperchen transportiert wird, desto größer ist die Leistungsfähigkeit des menschlichen Organismus. In erster Linie ist dafür die »Pumpleistung« unseres Herzens und die Sauerstoffkapazität (= Bindungs- und Transportfähigkeit von Sauerstoff) des Blutes verantwortlich.

Neben vielen Stoffen, wie beispielsweise Sauerstoff, Nährstoffen, Hormonen, Vitaminen, Spurenelementen, Mineralien oder Abbauprodukten des Stoffwechsels, transportiert unser Blut auch Fette, die sich in den Blutgefäßen ablagern können. Je mehr Fette sich ablagern, desto mehr verengen sich die Blutgefäße, beispielsweise auch die Herzkranzgefäße. Der Blutdruck steigt an und kann im schlimmsten Fall zum Herzinfarkt führen. Bevor der Infarkt eintritt, versucht das Herz, Blut mit erhöhtem Druck durch die »verfetteten« Blutbahnen zu pumpen, um alle Organe versorgen zu können. Statt 60 mal pro Minute schlägt es 80 mal und mehr. Der Blutdruck steigt, der Herzmuskel beziehungsweise das Herz »leiert aus«. Der Herzmuskel wird geschwächt und pumpt immer weniger Blut durch den Organismus.

Im Extremfall kann das Herz trotz erhöhter Schlagzahl nur noch zwei statt fünf bis sechs Liter Blut pro Minute pumpen. Als Folge werden die Organe und Gefäße nicht mehr ausreichend mit Sauerstoff versorgt. Müdigkeit, Schlappheit und mangelnde Fitness sind unter anderem die Folge. Bis der Muskel ganz zum Stillstand kommt.

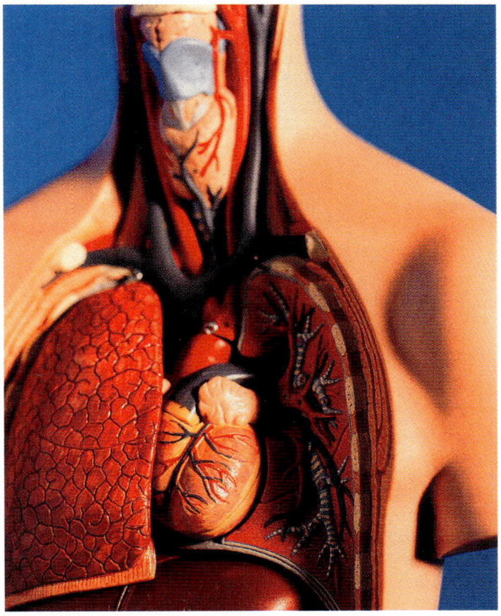

▲ Unser Herz, unermüdlicher Motor des Lebens.

Ein schleichender Prozess, der sich über viele Jahre oder Jahrzehnte erstrecken kann und epidemische (seuchenartige) Ausmaße angenommen hat. Jährlich erkranken in Deutschland 100 000 Menschen an Herzmuskelschwäche, der so genannten Herzinsuffizienz. Unbehandelt stirbt nach etwa vier Jahren jeder zweite Betroffene. Tod durch Herz-Kreislauf-Versagen ist in Deutschland die Todesursache Nummer 1 und ist damit gefährlicher als Krebs.

Sport und Diabetes

Regelmäßige Bewegung regt den Stoffwechsel an, senkt die Cholesterin- und Blutzuckerwerte und hält die Blutgefäße elastisch. Bereits nach wenigen Trainingseinheiten sinken die Blutzuckerwerte. Durch die körperliche Anstrengung »verbrennt« der Körper vermehrt Blutzucker in Zellen, vor allem in Muskelzellen.

Muskulatur und Gelenke brauchen Bewegung und Belastung

Was wäre eine Marionette ohne die Fäden, an denen der Puppenspieler den Körper und die einzelnen Glieder bewegt? Leblos! Erst das Zusammenspiel aller Komponenten bringt Bewegung in die Figur. Ähnlich ist es beim Menschen. Das Skelett ist das Stützkorsett für den Körper. Das Zusammenspiel von Muskulatur und Skelett ist der ausschlaggebende Faktor, der unseren Bewegungsapparat in Gang bringt.

Natürlich ist das menschliche Skelett wesentlich komplizierter aufgebaut. Das Skelett eines Menschen besteht aus über 200 Knochen. Diese bilden das »Knochengerüst«, das uns aufrecht hält. Der Knochenbau macht fast 20% unseres Körpergewichts aus.

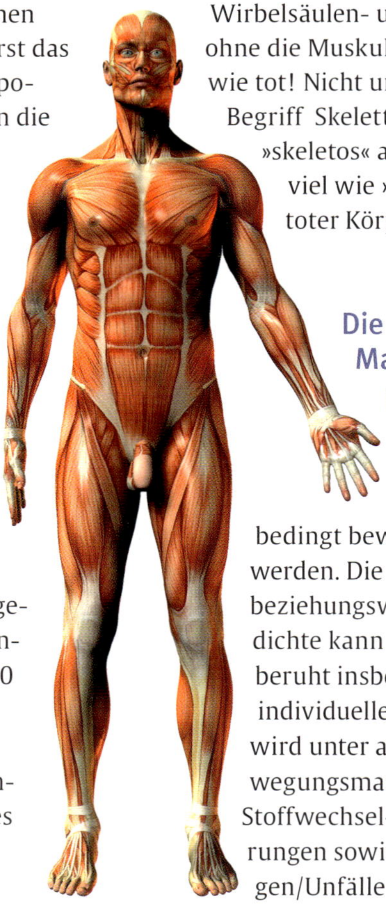

Doch was wäre unser Skelett, was wären unsere Schädel-, Schulter-, Becken-, Wirbelsäulen- und Glieder-Knochen, ohne die Muskulatur? Bewegungslos, wie tot! Nicht umsonst leitet sich der Begriff Skelett vom griechischen »skeletos« ab und bedeutet so viel wie »ausgetrockneter, toter Körper«.

Die Knochen-Muskel-Masse im Alterungsprozess

Unsere Knochen können krankheits- oder unfallbedingt bewegungsunfähig werden. Die Knochensubstanz beziehungsweise die Knochendichte kann sich verändern. Dies beruht insbesondere auf dem individuellen Lebensstil und wird unter anderem durch Bewegungsmangel, Fehlernährung, Stoffwechsel- oder Hormonstörungen sowie durch Verletzungen/Unfälle oder Erkrankungen der Knochen (z.B. im Gefolge von Krebserkrankungen) gefördert.

Im Inneren einiger Knochen (im Knochenmark) vollzieht sich die Blutzellbildung (die Hämatopoese). Außerdem dienen die Knochen als Mineralspeicher, zum Beispiel für Kalzium und Phosphate.

Zwischen dem 20. bis 70. Lebensjahr baut sich die Skelettmuskelmasse nicht trainierter Menschen um bis zu 40% ab. Grob gerechnet verliert jeder Mensch ab dem 30. Lebensjahr pro Jahrzehnt rund drei Kilogramm an Muskelmasse und setzt zum Ausgleich Fett an.

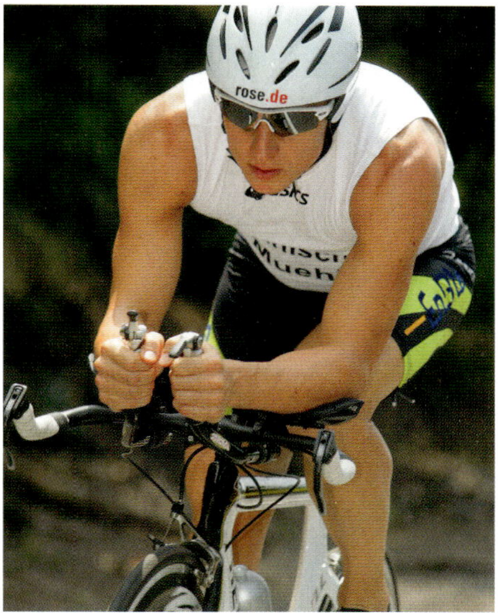

▲ Nach dem Schwimmen wechselt der Triathlet auf das Rad.

Wer nicht gegen den Abbau seiner vorgegebenen Knochen- und Muskelmasse ankämpft, liefert sich allen so genannten »Altersgebrechen« schutzlos aus. Um fit zu bleiben, müssen wir die Muskelmasse und Knochendichte ständig trainieren! Aber, wie geht das?

Zuerst einmal die beruhigende Nachricht: Egal, ob Sie eine Frau oder ein Mann sind. Gleichgültig, ob Sie die Muskelpakete von Miss und Mister Universum in Erstaunen versetzen. Frauen und Männer verfügen über dieselbe Anzahl von Muskeln! Nur die Dicke der Muskelfaserstränge unterscheidet sich beim Einzelnen, je nach Veranlagung und Trainingszustand.

Regelmäßiges, maßvolles Ausdauertraining sorgt dafür, dass unser Skelett-Muskel-System optimal ausgebildet wird.

Triathlon

Die Heimat des Triathlon (griechisch Dreiwettkampf) ist Frankreich. Seit 1920 fanden jährlich bei Joinville le Pont, in Meulan und Poissy die so genannten »Les Trois-Sports« (= die drei Rennen) statt. Der Wettkampf bestand aus einem 3-km-Lauf, 12-km-Radrennen und die schwimmende Durchquerung der Marne. Alle Disziplinen wurden bei einem Wettkampf ohne Unterbrechung hintereinander absolviert.

»Wer Sport getrieben hat, tut sich auch im Leben wesentlich leichter«.

(Josef Neckermann)

Bis auf den heutigen Tag wurden die drei Disziplinen beibehalten. Verändert haben sich nur die Distanzen – und kein Sportler muss mehr durch die Marne schwimmen. Seit dem Jahr 2000 gehört der Triathlon zum festen Programm der Olympischen Spiele. Dabei wird eine Distanz von 1,5 km Schwimmen, 40 km Radfahren und 10 km Laufen absolviert. Der seit 1978 veranstaltete Triathlon »Hawaii Ironman« ist die bekannteste Sportveranstaltung in dieser Sportart.

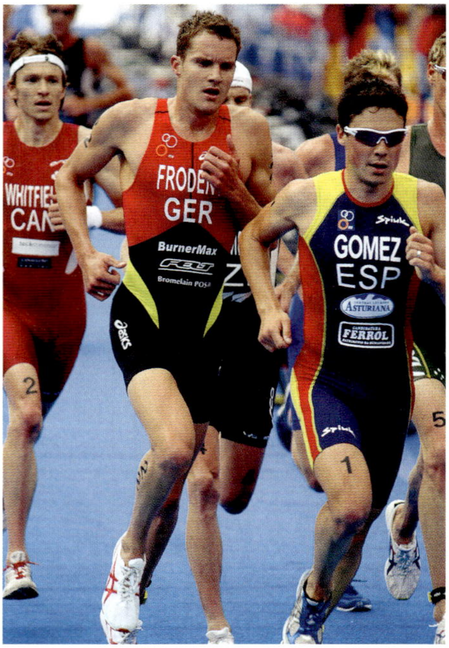

▲ Der Wechsel vom Rad zum Laufen wird von Triathleten als der unangenehmere empfunden.

Der Triathlon ist Ausdauersport. Der Reiz und die Schwierigkeit des Triathlon beruhen auf dem Wechseln der Sportarten. Jede Sportart für sich muss speziell trainiert werden. Gleichzeitig werden durch den Wechsel der sportlichen Aktivitäten (Schwimmen, Radfahren, Laufen) an Leistungsfähigkeit und Gesundheit des Sportlers höchste Anforderungen gestellt.

Die Umstellung der Muskulatur auf die jeweilige Disziplin ist eine besondere Herausforderung an den Sportler. Besonders der Laufpart nach dem Radfahren ist dabei der vermeintlich schwierigste Part, da beim Laufen auf die durch das Radfahren bereits ermüdete Beinmuskulatur zurückgegriffen werden muss. Gute Triathleten zeichnen sich dadurch aus, dass sie die Übergänge zwischen den einzelnen Disziplinen so kurz wie möglich halten und so schnell wie möglich den Körper

Triathlon-Tipps

Sind Triathleten verrückt?

Die Frage ist wahrscheinlich berechtigt. »Triathlon ist Extremsport im körperlichen Grenzbereich, der eine gewisse Portion Wahrsinn der Sportler voraussetzt.« So oder so ähnlich wird der Triathlonsport in der Bevölkerung wahrgenommen. Aber viele denken sofort und ausschließlich an den Ironman auf Hawaii, wenn von Triathlon die Rede ist. Dieses Rennen kommt aber nur für einen exklusiven Kreis von sehr guten oder finanzkräftigen Athleten infrage. Für den Breitensport von größerer Bedeutung ist die Vielzahl von kleineren Veranstaltungen auf regionaler Ebene. Allein der Begriff »Volkstriathlon« macht es ja schon deutlich. Triathlon begeistert mittlerweile eine breite Masse mit deutlich steigender Tendenz.

Heißt das, Triathlon kann jeder machen?

Der Begriff Volkstriathlon darf nicht zur Annahme verleiten, ein solcher Wettkampf könne von jedermann, egal wie untrainiert er auch sein mag, bestritten werden. Auch wenn die Distanzen mit 500 m Schwimmen, 20 km Radfahren und 5 km Laufen »nur« etwa einem Achtel des Ironman entsprechen, ohne intensive körperliche und mentale Vorbereitung hat man kaum eine Chance, die Ziellinie zu sehen. Allerdings sollte man zu Beginn auch nicht zu verbissen an ein derartiges Projekt herangehen, da ansonsten der Spaß an der Sache schnell verloren gehen kann.

Wie sieht die Vorbereitung auf eine solche Veranstaltung aus?

Die Kunst in der Vorbereitung ist es, einen Trainingsplan zu erstellen und natürlich auch zu befolgen, der einerseits keine der drei Disziplinen vernachlässigt, andererseits jedoch den Sportler zu keinem Zeitpunkt des Trainings überfordert. Bevor man aber mit dem Laufen anfängt, ins Becken oder aufs Rad steigt, sollte man sich auf jeden Fall sportmedizinisch untersuchen lassen. Leute, die an Herz-Kreislauf-Erkrankungen leiden, sollten den Triathlonsport nicht betreiben. Das Risiko ist einfach zu groß. Vor allem während des Schwimmens in freien Gewässern können plötzlich auftretende Kreislaufbeschwerden schwerwiegende, ja fatale Folgen haben. Gibt der Arzt grünes Licht, sollte man sich – auch wenn man darauf brennt – trotzdem bis zum ersten Wettkampf Zeit nehmen. Im Internet findet sich eine Vielzahl von Seiten und Foren zu diesem Thema. Man sollte mindestens 12 Wochen veranschlagen, während der man die Voraussetzungen schafft, beim ersten Volkstriathlon die Ziellinie zu sehen und dabei noch ein Lächeln auf dem Zielfoto zustande zu bringen. Man sollte sich aber darüber im Klaren sein, dass Triathlon eine vergleichsweise trainingsintensive Sportart ist. Mit steigendem Anspruch werden die Trainingseinheiten länger. Menschen, die aus beruflichen Gründen einen sehr engen Terminkalender haben, sollten sich gut überlegen, ob sie den Triathlonsport in ihre Tagesplanung integrieren können, ohne dass andere Bereiche wie z.B. die Familie darunter leiden.

Können Sie etwas zur ersten Disziplin, dem Schwimmen, sagen?

Das Schwimmen wird im Training oftmals etwas stiefmütterlich behandelt. Ganz einfach, weil der logistische Aufwand ein höherer ist als beim Laufen und Radfahren. Beim Laufen oder Radfahren kann man normalerweise vor der eigenen Haustür starten. In der Regel wird man die Schwimmstrecke in der Kraultechnik zurücklegen, weil man damit einfach schneller unterwegs ist. Der Kraulstil beansprucht auch die Beine nicht so stark. Viele lassen die Beine nur locker mitpendeln. Beim Kraulen wird der Vortrieb hauptsächlich mit den Armen erzeugt. Die Beine braucht man im Verlauf des Wettkampfes ja noch für andere Dinge. Man sieht aber auf Wettkämpfen auch Athleten, die den ersten Teil des Wettkampfes im Bruststil zurücklegen. Hier sollte man als Neuling seiner Neigung folgen. Es ist sicherlich sinnvoller, zunächst eine saubere Brusttechnik anzuwenden anstelle mit falschem und ineffektivem Kraulen Kraft und Zeit zu verlieren. Allerdings sollte man nach Möglichkeit relativ rasch auf den Kraulstil umsteigen. Wenn man sich während des Schwimmtrainings nicht mit tobenden Kindern die Bahn teilen will, kann man sich in einem Triathlonverein oder zumindest in einem Schwimmverein anmelden. Die Vereine haben meist feste Hallenzeiten in einem nahe gelegenen Schwimmbad gebucht und man hat zusätzlich den Vorteil der Betreuung durch einen Trainer. Schwimmen ist in erster Linie Technik. Das bedeutet, dass am Anfang das Schwimmtraining nur so lange dauern sollte, wie man den Schwimmstil sauber ausführen kann. Beim technisch unsauberen Schwimmen schleichen sich Fehler ein, die man sich später nur noch sehr schwer abgewöhnt.

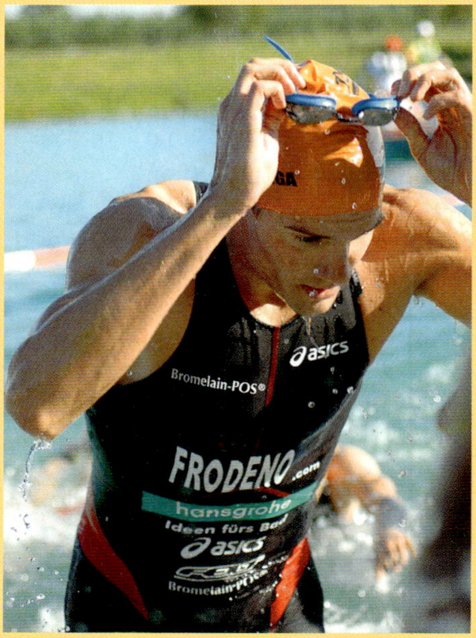

▲ Jan Frodeno – Olympiasieger im Triathlon in Peking 2008.

Wie bereitet man sich auf das Radfahren vor?

Mit dem Einstieg ins Radtraining tun sich Neulinge im Triathlonsport in der Regel am leichtesten. Die Volkstriathlonstrecke von 20 km kann jemand mit durchschnittlicher Fitness eigentlich ohne Probleme bewältigen. Das Training auf dem Rad verfolgt eher das Ziel, die Geschwindigkeit zu steigern und damit die Zeit zu verbessern. Dazu muss man an der Grundlagenausdauer arbeiten. Das heißt, die Fähigkeit, möglichst lange fahren zu können, ohne dass die Beinmuskulatur übersäuert. Zusätzlich muss die Intensität der Belastung schrittweise erhöht werden, womit man einen Gewöhnungseffekt erzielen will. Das klingt zwar kompliziert, aber auch hierfür bietet das Internet eine Reihe von Seiten, auf welchen Trainingspläne zur Verbesserung der Leistung auf dem Rad verfügbar sind. Die Wahl des richtigen Rades ist eine Wissenschaft für sich, die den Rahmen dieses Interviews definitiv sprengen würde. Hier gibt nicht zuletzt der Geldbeutel des Sportlers die Grenzen des Möglichen vor. Aber man muss daran denken, dass die Zeit, die der Triathlet auf dem Rad verbringt, verglichen mit den anderen Disziplinen länger ist. Demnach muss das Rad zu einem passen. Ohne fachkundige Beratung sollte man als Einsteiger den Kauf einer Maschine für Training oder Wettkampf nicht angehen.

Und schließlich das Laufen?

Das Ziel ist zunächst die Volkstriathlondistanz, also 5 Kilometer. Anfänger machen den typischen Fehler, zu früh, viel zu lange Strecken bei viel zu hoher Belastung zu laufen. Das kann nicht funktionieren. Nur durch sukzessive Steigerung der Laufleistung kann man sich an die angepeilte Zielzeit zwischen 30 und 40 Minuten herantasten. Dabei fängt man zunächst mit sehr kurzen Intervallen von vielleicht 2–3 Minuten Laufen, abwechselnd mit 2 Minuten Gehen, an. Dann werden die Laufintervalle nach und nach verlängert und die Gehintervalle reduziert, bis man schließlich in der Lage ist, etwa 30 Minuten am Stück zu laufen. Wenn dann bis zur 5-km-Marke noch ein Stück fehlt, ist das kein Beinbruch. Wenn sich die Grundlagenausdauer verbessert, ergibt sich die Verbesserung der Laufleistung automatisch. Wichtig ist, dass man sich vernünftige Laufschuhe zulegt. Hier gilt das Gleiche wie fürs Rennrad. Man sollte sich auf jeden Fall in einem Fachgeschäft beraten lassen.

Für wen würden Sie Triathlon empfehlen?

Für Leute, die die Grenzen der eigenen Leistungsfähigkeit kontrolliert ausloten wollen. Für die ist Triathlon eine dauernde Herausforderung. Untrainiert den Triathlon als eine Form des Gesundheitssports zu betreiben, wäre sicherlich der falsche Ansatz. Ist die oder der Betreffende jedoch gesund und durchschnittlich fit, sind die Voraussetzungen für die Ausübung dieses abwechslungsreichen Sports erfüllt.

auf die neue Belastung einstellen. Dazu gibt es spezielle Trainingsformen, wie zum Beispiel das Koppeltraining, also die wiederholte Abfolge aus Radfahren und Laufen, sowie das Wechseltraining (Wechseln der Utensilien).

Die häufigsten Verletzungen beim Triathlon sind Prellungen/Schürfungen der unteren Extremitäten. In Bezug auf die einzelnen Teildisziplinen kommt es insbesondere beim Radfahren durch Stürze zu derartigen Verletzungen bis hin zu Frakturen.

Beim Laufen liegt der Hauptanteil der Sportunfälle (über 60 %) im Bereich der Muskel-/Sehnen- und Kapsel-/Bandverletzungen. Athleten der höheren Leistungsstufe erleiden häufiger Prellungen und Muskel-/Sehnenverletzungen. Chronische Beschwerden treten in den Bereichen Knie, Rücken und Fuß auf.

Beim modernen Triathlon-Training wird versucht, gesundheitsfördernde prophylaktische Maßnahmen und sportliche Leistungssteigerung durch das so genannte Blocktraining zu verbinden. Blocktraining bedeutet eine Abkehr vom vorwiegenden Wechsel der 3 Disziplinen hin zu Belastungsblöcken im Lauf- und im Radtraining. Dadurch lassen sich die verschiedenen Bewegungsmuster »Laufen und Radfahren« kombinieren, so dass zumindest ein gutes Leistungsvermögen in den jeweiligen Grunddisziplinen erreicht werden kann.

Wir schrumpfen täglich!

Sicherlich haben Sie es schon an sich oder bei anderen Menschen bemerkt: Wir schrumpfen! Warum schrumpft der Mensch und wie »klein« wird er?

Es beginnt damit, dass wir abends etwa 1–2 cm kleiner sind als beim frühmorgendlichen Aufstehen. Die Bandscheiben zwischen den Wirbelkörpern bestehen aus einem elastischen Knorpel, der wasserhaltig ist. Dadurch wird zum Beispiel verhindert, dass die Knochen der Wirbelsäule bei Belastung aufeinandertreffen. Ähnlich wie bei Stoßdämpfern, die mit Öl gefüllt sind, verliert der Knorpel zwischen den Wirbeln durch die Belastung Flüssigkeit beziehungsweise Wasser. Dadurch »schrumpft« der Mensch tagsüber.

Während des Schlafens saugen die Bandscheiben Flüssigkeit auf, vergleichbar mit einem Schwamm. Mit zunehmendem Alter verliert der Knorpel seine Elastizität und verknöchert. Es wird nicht mehr ausreichend (im

Extremfall gar keine) Flüssigkeit aufgenommen. Dann kann es durch die Druck- und Scherkräfte zum Abbau von Knochenmasse kommen. Der Knochen wird dünner, die Wirbel verformen sich und können im schlimmsten Fall brechen.

Im Durchschnitt schrumpfen Männer zwischen dem 40. und 70. Lebensjahr um ca. 3 Zentimeter, Frauen um ca. 5 cm. Vermeiden kann man den Größenschwund nicht. Aber man könnte ihn durch gezieltes Training der Rückenmuskulatur und regelmäßige Bewegung abbremsen.

Wissen

Der größte bisher bekannte Mensch war mit 2,72 m der Amerikaner Robert Wadlow aus Alton. Er verstarb 1940 mit 22 Jahren. Sein Skelett-Muskel-Gerüst sowie sein Herz-Kreislauf-System waren nicht in der Lage, seinen Körper ausreichend zu versorgen. Der größte Mensch der Welt musste sich mit einer Art »Gehkorsett« bewegen, da seine Knochendichte sehr gering war. Ausgelöst wurde das Größenwachstum durch einen Hirntumor.

Sport und Immunsystem

»Sport härtet ab!« Wie viel Wahrheit liegt in dieser landläufigen Meinung? Können wir durch sportliche Aktivitäten wirklich unsere Abwehrkräfte stärken, das Immunsystem verbessern, um damit weniger anfällig für Erkrankungen zu werden? Zuerst einmal müssen wir klären, was unser Immunsystem alles leisten muss, damit wir gesund bleiben.

Das Arbeitsprinzip des Immunsystems funktioniert denkbar einfach: Täglich wird der menschliche Organismus mit Krankheitserregern, Fremdkörpern und kranken Zellen konfrontiert. Meist dringen diese durch die Haut beziehungsweise durch die Schleimhäute des Magen-Darm-Traktes oder der Atemwege in den Körper ein.

Dies führt zu einer Abwehrreaktion des menschlichen Organismus. Das Immunsystem bekämpft Krankheitserreger insbesondere durch die weißen Blutkörperchen (= Leukozyten), die so genannten »Fresszellen« (= Phagozyten), und beseitigt sie.

Um diese angeborene, unspezifische, zelluläre Abwehrreaktion zu unterstützen beziehungsweise zu optimieren, greift die spezifische zelluläre und insbesondere die spezifische »humorale« Abwehr ein. Diese besteht aus Eiweißen, den so genannten »Immunglobulinen«, die innerhalb kürzester Zeit zur spezifischen Abwehr von Erregern oder Zellen zur Verfügung stehen. Das Immunsystem vollbringt 24 Stunden am Tag Höchstleistungen, ohne dass sie wahrgenommen werden.

Die Immunglobuline werden von spezifischen Immunzellen (B-Lymphozyten) gebildet und unterliegen einem ständigen Auf- und Abbau. Die meisten Immunzellen erreichen nur ein Durchschnittsalter von wenigen Tagen. Pro Tag werden dementsprechend ca. 250 Gramm Zellsubstanz verbraucht und wieder aufgebaut.

Wie kann der Sport dem Immunsystem bei seiner Arbeit helfen? Zuerst einmal muss gesagt werden, dass auch diese Medaille zwei Seiten hat: Sport hilft

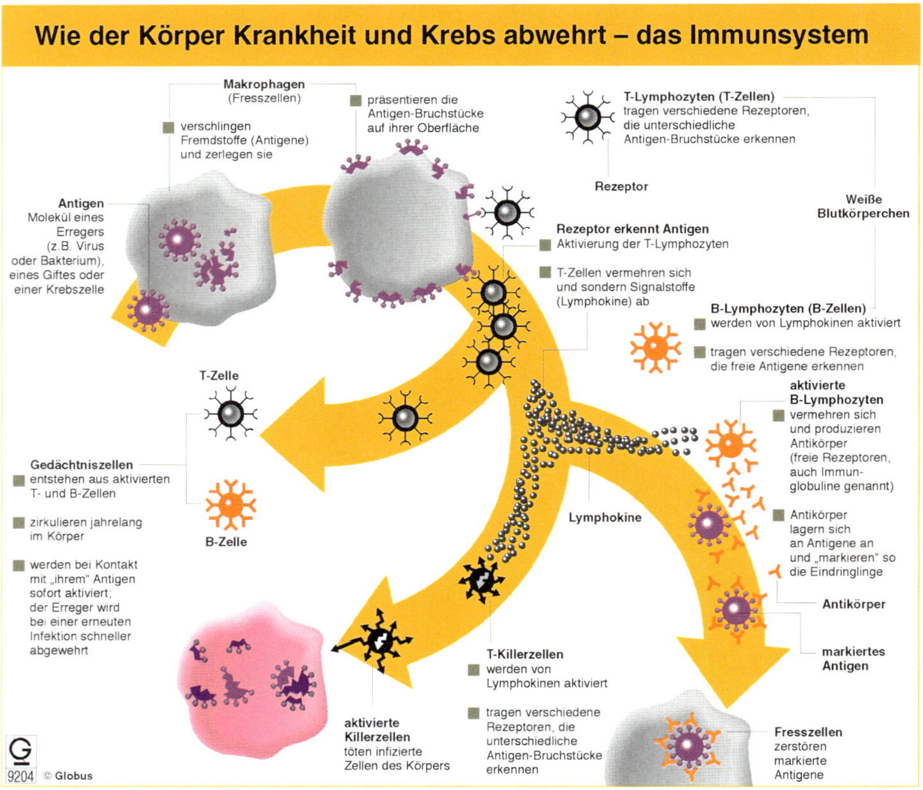

▲ Unser Immunsystem – kompliziert, aber enorm effektiv.

dem Immunsystem, aber es kann ihm auch schaden!

»Alles in Maßen!« Nur wer mäßig und regelmäßig Sport treibt, hilft seinem Immunsystem. Als Faustregel sollte sich jeder Freizeit- bzw. Hobbysportler merken: »Nicht aus der Puste kommen!«. Damit ist natürlich nicht gemeint, dass man sich nicht anstrengen soll. Der Sportmediziner spricht hierbei von einem »subjektiv angenehmen Training im niedrigen Intensitätsbereich«.

Entscheidend ist das Maß der Betätigung. Nach dem Sport sollte man sich zwar leicht gefordert, aber dennoch erfrischt fühlen. Dann war die Intensität richtig. Warum ist das so wichtig? Trainiert nicht jeder Profisportler bis zum Umfallen und das auch noch mehrmals täglich?

Mäßiger Sport stimuliert das Immunsystem. Über die Bildung des Zytokins (= Botenstoff) Interleukin-6 aktiviert der Körper bei regelmäßigem Training so genannte B- und T-Lymphozyten des körpereigenen Abwehrsystems. Bei einem Übertraining passiert genau das Gegenteil.

Ringen

Ringen ist eine der ältesten Wettkampfsportarten, die wir seit der Antike kennen. Bereits vor 5000 Jahren gab es im Reich der Mitte, in China, Ringerschulen. Knapp 1000 Jahre später wurde auch im Reich der Pharaonen gerungen. Erst sehr viel später, um 708 v. Chr., wurde in Griechenland bei den Olympischen Spielen Ringen als Wettkampfdisziplin eingeführt. Ringen war bis ins 20. Jahrhundert ein reiner Männersport. Erst 2004 wurde die Sportart als olympische Disziplin auch für Frauen zugelassen.

Die Kampfregeln in der Antike waren sehr einfach. Es gab keine Gewichtsklassen, gerungen wurde nur im Stehen, bis der Gegner dreimal zu Boden ging. Eine besondere Sportkleidung wurde nicht benötigt. Man rang nackt.

In unseren Tagen wird demgegenüber sehr komfortabel auf einer gepolsterten Matte von 12 m Gesamtdurchmesser und einer Kampffläche von 9 × 9 m gerungen. Durch bestimmte Körpergriffe versuchen die Kontrahenten, ihren Gegner mit beiden Schultern auf den Boden zu bringen und ihn dort 1 Sekunde festzuhalten (Schultersieg).

Ringen erfolgt ohne Hilfsmittel. Es dürfen nur Körpergriffe angewendet werden, die im griechisch-römischen Stil (Männer) und im Freistil (Männer und Frauen) ausgeführt werden. Im griechisch-römischen oder klassischen Stil sind Griffe vom Kopf bis zur Gürtellinie erlaubt, der Einsatz der Beine ist verboten. Im Freistil sind Griffe am ganzen Körper zulässig, auch Angriffe an und mit den Beinen. Die Kampfzeit beträgt 5 Minuten ohne Pause.

Die angebrachten gültigen Griffe werden nach Punkten gewertet. Kommt es zu keinem Schultersieg, entscheiden die erreichten Punkte. Hat ein Ringer in der regulären Kampfzeit nicht wenigstens drei Wertungspunkte erzielt beziehungsweise sind beide Ringer punktgleich, wird der Kampf in einer dreiminütigen Verlängerung entschieden.

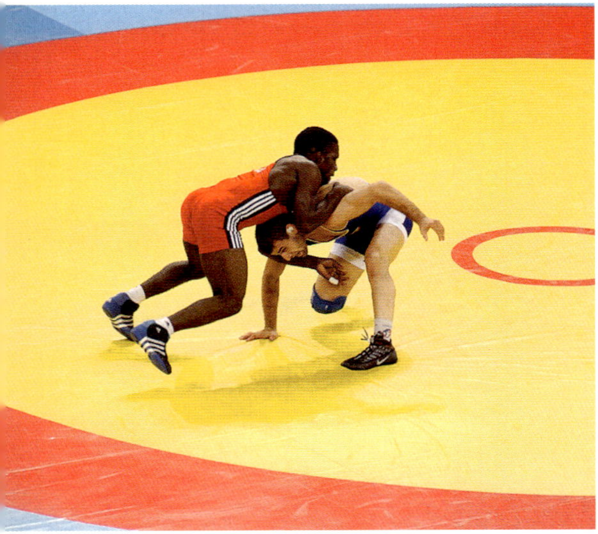

▲ Ringen – faszinierende Mischung aus Technik, Kraft und Schnelligkeit.

Durch den Einsatz der Griffe und Beine, durch die Bodenwürfe und den engen Körperkontakt während des Ringens kann es zu leichten aber auch schweren Sportverletzungen kommen.

Eine typische, wenn auch nicht schwerwiegende Ringerverletzung ist das so genannte »Blumenkohlohr«. Durch den starken Körperkontakt und durch Reibung wird das Ohr platt gestoßen. Wesentlich schwerwiegender als der äußere Schaden ist eine damit möglicherweise verbundene Schädigung des Innenohrs. Spätere Blutungen und Infektionen können in der Phase nach dem Wettkampf auftreten.

Die meisten Verletzungen erleidet ein Ringer in den Körperbereichen, die durch die Kampfgriffe besonders beansprucht werden, nämlich Arme und Beine. Das Verletzungsrisiko lässt sich jedoch deutlich minimieren durch:

- Erlernen und Beherrschen der sportartspezifischen Techniken,
- durch Antrainieren einer ausreichenden körperlichen und psychischen Fitness,
- durch das konsequente Einhalten des Regelwerks und dessen Überwachung durch das Kampfgericht,
- durch die Einhaltung der schon beschriebenen hygienischen Maßnahmen.

Ringen-Tipps

Worin besteht die Faszination des Ringens?

Die Faszination des Ringens besteht in der Mischung aus Technik, eigener Kraft und Schnelligkeit und dem direkten Zweikampf. Damit die Sache aber fair bleibt, werden die Ringerinnen und Ringer in unterschiedliche Gewichtsklassen eingeteilt.

Welche Bedeutung kommt bei dieser Einteilung der Ernährung der Athleten zu?

Die Ernährung spielt für Ringer eine besondere Rolle. Der Sportler muss sein Ernährungsverhalten auf die Einhaltung der Grenzen seiner Gewichtsklasse abstimmen. Das sollte allerdings nicht kurz vor dem Wettkampf durch drastische Maßnahmen erfolgen. Besonders für Jugendliche, die sich noch in der Wachstumsphase befinden, bestehen beim so genannten »Abkochen« nicht unerhebliche Risiken. »Abkochen« bedeutet eine extreme Reduzierung des Körpergewichts in der Größenordnung von 3–5 % innerhalb von 1–2 Tagen, beispielsweise durch ausgiebige Saunagänge. Dabei verliert der Körper viel Wasser und damit Gewicht. Das wird allerdings unter Umständen teuer erkauft. Durch den Wasserverlust kann es zu Müdigkeit, Muskelkrämpfen, bis hin zu Blutdruckabfall oder zu Nierenfunktionsstörungen kommen. Offensichtlich keine guten Voraussetzungen für einen erfolgreichen Wettkampf.

Gibt es Alternativen zu diesen drastischen Methoden?

Man muss bereits in der Phase der Wettkampfvorbereitung konsequent und mit Disziplin das Wettkampfgewicht anpeilen. Während der Vorbereitung sollte das Körpergewicht daher nicht mehr als 5 % über dem Zielgewicht liegen. Um unangenehme Überraschungen zu vermeiden, muss man das Gewicht dauernd kontrollieren, etwa ein- bis zweimal pro Tag, natürlich mit einer geeichten Waage. Zusätzlich setzen wir bioelektrische Analysenmethoden, das sind Geräte zur Bestimmung des Körperfettanteils sowie der aktiven Zellmasse, der Muskelmasse und des Körperwassers, ein. Damit schätzen wir ab, wie wir die Anteile von Eiweiß, Fett oder auch des wassereinlagernden Salzes verschieben müssen, um gezielt auf das Gewicht des Athleten Einfluss zu nehmen, ohne dass eine deutliche Schwächung des Körpers erfolgt. Das hat den Vorteil, dass wir den Verlust an Mineralien und Spurenelementen, wie er beim Schwitzen in der Sauna auftritt, verhindern. Diese Stoffe sind aber für das Immunsystem wichtig und sollten daher nicht verloren gehen.

Wie kann der Athlet im Bedarfsfall sein Immunsystem stärken?

Die verloren gegangenen Mineralien, wie Natrium, Kalium, Magnesium, Kalzium und auch die Spurenelemente Zink, Selen und andere, können durch entsprechende Präparate aus der Apotheke ersetzt werden. Wie gesagt, sind sie an einer ganzen Reihe von immunrelevanten Prozessen im Organismus beteiligt. Gerade beim Ringen ist das wichtig. Die Ringer kommen in sehr engen Kontakt mit dem Gegner. Dabei ist eine Übertragung von Keimen sehr leicht möglich. Ein intaktes Immunsystem des Sportlers ist da eine Grundvoraussetzung.

Ist Ringen ein gefährlicher Sport? Worin bestehen die Risiken?

Wir ringen ohne Schutzausrüstung und niemand wird bestreiten, dass Ringen eine kraftbetonte Kampfsportart ist. Bei den Griff- und Wurftechniken treten teils erhebliche Belastungen auf die Muskulatur und Gelenke auf. Beim Freistilringen sind auch Griffe an den Beinen zulässig. Dadurch sind hier Knieverletzungen etwas häufiger. Durch Rotationsbewegungen bei starker Beugung der Knie kann es zu akuten Schäden an Innen- und Außenmeniskus kommen. Durch ein zu starkes Verdrehen des Kniegelenks können auch mal Kreuzbandrisse vorkommen. Wenn das passiert, muss in der Regel operiert werden. Schleimbeutelentzündungen im Bereich der Kniescheiben sind aufgrund chronischer Überbelastung auch nicht so selten. In solchen Fällen fixieren wir das Gelenk und legen Kompressionsverbände an. Zusätzlich bekommt der Athlet entzündungshemmende Arzneimittel. Allerdings haben diese Präparate teils erhebliche Nebenwirkungen auf den Magen-Darm-Trakt. Wenn möglich, greifen wir daher lieber auf naturheilkundliche Möglichkeiten der Therapie zurück, zum Beispiel Eiweiß spaltende Enzyme, wie Bromelain (Ananasenzym). Mit diesen gehen Schwellungen deutlich schneller zurück. Wir begünstigen damit zudem die Regeneration des betroffenen Gewebes und den Rückgang schwellungsbedingter Schmerzen.

Was versteht man unter dem Begriff Ringerohr?

Das Ringerohr ist das Markenzeichen der Ringer. Durch starke Scherbelastung der Ohrmuschel während des Kampfes kommt es zur Ausbildung eines Blutergusses mit einer Schwellung im Bereich der Ohrmuschel. Behandelt man nicht, werden wegen der vergleichsweise geringen Durchblutung in diesem Areal der Bluterguss und die Schwellung nicht vollständig abgebaut. Das Hören ist normalerweise nicht beeinträchtigt. Während der aktiven Sportlerlaufbahn fehlt dem Ringer oft einfach die Zeit, um den aufgetretenen Schaden operativ korrigieren zu lassen. Daher wird der Bluterguss meistens nur mit einer sterilen Kanüle abgesaugt und ein Druckverband angelegt. Die Ausbildung des Ringerohrs durch einfaches Absaugen wird sich aber nicht vollständig vermeiden lassen. Gegen den Bluterguss und die Schwellung setzen wir auch hier Ananasenzyme ein. Die vollständige Korrektur des Ringerohrs ist allerdings auch noch nach Abschluss der aktiven sportlichen Laufbahn möglich, sofern der Athlet dieses sportliche »Markenzeichen« nicht länger tragen möchte.

Was möchten Sie dem, der das Ringen ernsthaft betreiben will, als Fazit mit auf den Weg geben?

Natürlich spielen Verletzungen beim Ringen eine Rolle, jedoch soll nicht der Eindruck entstehen, dass bei diesem Sport eine besondere Gefährdung der Gesundheit besteht. Der Reiz des Ringens liegt vielmehr im direkten, authentischen Vergleich der Athleten miteinander, gepaart mit einer Dynamik, Technik und Bewegungsästhetik, wie sie kaum eine andere Disziplin bietet.

Zu viel ist zuviel

Übertraining

Bei einem Übertraining kehrt sich der gesundheitsfördernde Effekt für das Immunsystem um. Das Immunsystem wird vorübergehend geschwächt. Es entstehen lokale Reizungen und kleinste Risse (Mikrotraumen) des Muskelgewebes, welche die Zellen des Immunsystems für lokale Reparaturarbeiten beanspruchen. Zum anderen werden die Stresshormone Kortison und Adrenalin ausgeschüttet, die eine immunologische Widerstandsfähigkeit beeinträchtigen. Bei Leistungssportlern, zum Beispiel Marathonläufern, führt das Übertraining unter anderem zu einer Abnahme der Zahl und Aktivität von »Killerzellen« (s. Abb. S. 34) und zur Verminderung spezifischer Lymphozytenpopulationen (zum Beispiel Helfer-T-Lymphozyten; zytotoxische-T-Lymphozyten). Entzündungsprozesse kann das Immunsystem dann nicht mehr optimal bekämpfen, der/die Betroffene leidet unter gehäuften Nebenhöhlenentzündungen, Bronchitiden, grippalen Infekten, Magen-Darm-Trakt- oder Harnwegsinfekten.

Regenerationszeit

Nach jedem intensiven Training ist der Körper geschwächt. Auch das Immunsystem. Der menschliche Organismus muss erst einmal regenerieren, weil die Muskeln während der Aktivität erhöht Glukose und Glutamin verbraucht haben. Die Ausschüttung der Stresshormone Adrenalin und Noradrenalin wird reduziert; der Blutdruck und die Herztätigkeit sinken. Sportmediziner bezeichnen diese Phase nach dem Training als »Nachbelastungsreaktion«. Deshalb ist nach jeder sportlichen Anstrengung eine angemessene Regenerationszeit beziehungsweise eine Ruhephase wichtig.

Was passiert in dieser Zeit? Die Regenerationszeit ist insbesondere eine Infektionsprophylaxe. Der gesamte Organismus wird bei einem Sporttreibenden mehr gefordert als im normalen Alltag. In der Ruhephase bauen sich die Abwehrkräfte wieder auf und werden auf eine erneute, effektive Tätigkeit vorbereitet. Sie werden ähnlich wie die Muskeln darauf trainiert, künftig besser, aktiver zu funktionieren. Die Anzahl und die Aktivität der »Killerzellen« steigen.

Achtung

Das Durstgefühl kann bei Schweißverlust schon durch eine geringe Flüssigkeitsaufnahme gestillt werden. Das entspricht aber nicht dem tatsächlichen Flüssigkeitsverlust des Körpers!

Der »Open-window«-Effekt

In der Trainings- oder Wettbewerbsphase ist das körpereigene Abwehrsystem besonders empfänglich für Bakterien, Viren und andere Erreger (»Open-window-Effekt«). In der anschließenden Regenerationszeit muss dann alles getan werden, damit der Organismus nicht weiter belastet wird. Es beginnt mit dem Wechsel der verschwitzten Trainingskleidung, dem Besuch einer Sauna oder eines Entspannungsbades.

Die Regenerationszeit schwankt je nach der Art und Dauer der vorherigen sportlichen Aktivität. Sie liegt nach mäßigem Joggen bei 45 Minuten bis 3 Stunden. Bei intensivem Krafttraining können es bis zu 72 Stunden sein. Wichtig ist: Erst wenn die Regenerationsphase abgeschlossen ist, kann der Köper wieder eine 100-prozentige Leistung bringen.

Im Gefolge fehlender Regenationspausen und Übertraining können Mikroorganismen (Bakterien, Viren, Parasiten) aufgrund der geminderten Abwehrbereitschaft ungehindert in den Organismus eindringen. Infektionen der Atemwege wie zum Beispiel grippale Infekte oder Bronchitis sind die Folgen. Gleichzeitig befindet sich der Körper in einer Art »Burn-Out«-Zustand. Man fühlt sich ausgebrannt, schlapp und lustlos.

Achtung

Wer durch Sport schnell und massiv abnehmen will, kann seinem Körper auch schaden. Die plötzliche körperliche Belastung ist für den Organismus etwas völlig Neues und kann leicht zur Überlastung führen. Deshalb gilt bei Übergewicht: Erst einen Gesundheitsscheck durchführen! Denn nicht jede Sportart eignet sich für einen Übergewichtigen und nicht durch jede Aktivität purzeln die Pfunde so, wie man es sich wünscht.

Immunsystem und Übergewicht

Den offensichtlichsten Gesundheitserfolg erleben Übergewichtige durch »Sporttreiben«. Sport reduziert nicht nur das Körpergewicht beziehungsweise den Fettanteil des Gewebes, Übergewichtige leiden in der Regel auch an verminderten Immunfunktionen. Sportliche Aktivität verbessert den Fett- und Zuckerstoffwechsel und die Funktion des Immunsystems beziehungsweise des Herz-Kreislauf-Systems. Der Cholesterinspiegel normalisiert sich. Diese Gesundheitseffekte können aber nur von Dauer sein, wenn der Übergewichtige sein Training nicht für längere Zeit unterbricht. Bereits nach einer Woche verpufft der durch Sport hervorgerufene Gesundungseffekt auf den Zucker- und Fettstoffwechsel, wenn das Training ausgesetzt wird.

Tabelle: Sport-/Bewegungsarten und verbrauchte Kilokalorien im Vergleich! (Quelle: Deutsche Krebsgesellschaft)

Kalorienverbrauch bei verschiedenen körperlichen Aktivitäten, pro 10 Minuten			
Bewegung	**Körpergewicht**		
	57 kg	**80 kg**	**115 kg**
bergab gehen	56	78	111
bergauf gehen	146	202	288
Gehen (3 km/h)	29	49	58
Gehen (6,5 km/h)	52	72	102
Rennen (9 km/h)	90	125	178
Rennen (11 km/h)	118	164	232
Rennen (19 km/h)	164	228	326
Fahrrad fahren (9 km/h)	42	58	83
Fahrrad fahren (21 km/h)	89	124	178
Badminton	43	65	94
Kanu fahren (6,5 km/h)	90	128	182
Kegeln	56	78	111
Basketball	58	82	117
Reiten	56	78	112
Tanzen (mäßig)	35	48	69
Tanzen (kraftvoll)	48	66	94
Tennis	56	80	115
Tischtennis	32	45	64
Schwimmen (Rücken)	32	45	64
Schwimmen (Kraulen)	40	56	80
Ski fahren (alpin)	80	112	160
Ski fahren (Langlauf)	98	138	194
Squash	75	104	144
Volleyball	43	65	94

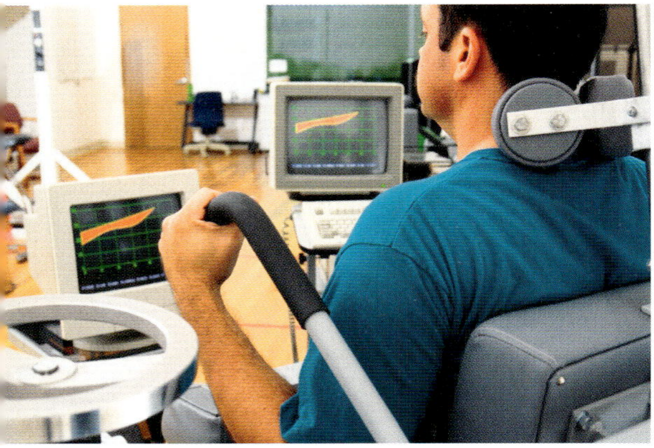

▲ Regelmäßiges Training gewährleistet positive Effekte auf Zucker- und Fettstoffwechsel.

Wer über Jahre sein Übergewicht mit sich »herumgetragen« hat, darf nicht enttäuscht sein, dass sportliche Aktivitäten die Pfunde nicht über Nacht purzeln lassen. Fett stellt für den Körper ein Energiedepot dar, das für unsere Vorfahren überlebenswichtig war. Sie mussten als Sammler und Jäger oft große Distanzen und lange Zeiträume ohne ausreichende Nahrung zurücklegen. Kurzum, sie verbrannten durch die ständige Bewegung ihre Fettreserven, die sie sich in Zeiten des Nahrungsüberflusses angelegt hatten.

Der moderne Mensch bewegt sich heute bedeutend weniger. Damit baut der Körper die Fettreserven nicht mehr so schnell ab. Um diese Depots jedoch abzubauen, empfiehlt es sich, den inneren Schweinehund zu besiegen und regelmäßig zu trainieren. Man muss sich aber immer vor Augen halten, dass man Geduld mitbringen muss.

Das wird besonders deutlich, wenn wir uns vorstellen, wie viel »Leistungs-/Bewegungsenergie« in einem Kilogramm Körperfett stecken: Um ein Kilogramm Körperfett abzubauen, muss ein Mensch drei Marathonläufe absolvieren!

Aber es gibt auch eine Mut machende Mitteilung für die Ungeduldigen: Je größer das Übergewicht, umso schneller erfolgt die Gewichtsabnahme bei regelmäßiger sportlicher Aktivität. Die Fettverbrennung endet auch nicht in dem Moment, in dem man sich nicht mehr sportlich betätigt. Einmal in Gang gekommen, hält die Fettverbrennung noch viele Stunden nach dem Sporttreiben an. So ist der Stoffwechsel nach einem 70-minütigen Dauerlauf noch weitere 15 Stunden aktiviert.

Sport und Krebs

Wie Studien belegen, führt Sport zu einer erhöhten Zahl und Aktivität von »Killerzellen« im Blut. Diese Zellen können nicht nur Viren und Krankheitserreger bekämpfen, sondern auch Tumorzellen. Wissenschaftliche Studien weisen darauf hin, dass die Darm- und Brustkrebshäufigkeit bei Untrainierten ungefähr doppelt so hoch ist wie bei Sporttreibenden. Bekannt ist, dass sportliche Aktivität Auswirkungen auf das Herz-Kreislauf-, Immun- und Hormon-System sowie auf den Stoffwechsel hat. Dadurch kann offensichtlich die Entstehung und das Wachstum von Tumoren verhindert beziehungsweise reduziert werden.

Achtung: Wissenschaftlich aussagekräftige »Interventionsstudien« belegen, dass 30–50 % der Brust- und Darmkrebse durch ein mäßiges, aber regelmäßiges Ausdauertraining verhindert werden könnten. Der prophylaktische Wert ist wissenschaftlich gesichert!

Achtung

Sport ist, so kurios es klingen mag, erst einmal eine Aktivität für Gesunde. Bereits ein harmloser Schnupfen belastet unser Immunsystem derart, dass es auf Hochtouren läuft. Sportliche Betätigung würde den Körper unnötig schwächen.

So trainieren Sie richtig

Beginnen Sie Ihr »aerobes« Ausdauertraining (Training, ohne »aus der Puste zu geraten«) nie mit »kalter« Muskulatur! Wärmen Sie sich vorher angemessen auf. Laufen Sie sich langsam und locker ein. Erst danach stellen Sie Ihre Pulsuhr ein und fangen mit Ihrem eigentlichen Training an: Gehen, Walken, Joggen, Laufen, Schwimmen, Rad fahren, was Ihnen Spaß macht beziehungsweise nach einer ärztlichen Untersuchung empfohlen wurde. Hinterher machen Sie einige Dehnübungen. Versuchen Sie dabei nie, Ihre Muskeln zu überdehnen. Hören Sie auf, wenn die Muskeln schmerzen. Schmerzen sind ein Warnsignal. Wenn Ihnen Ihr Training auf Dauer zu langweilig wird, gibt es Möglichkeiten, es ein wenig »aufzupeppen« und zu verändern.

- Suchen Sie sich einen Trainingspartner. Dann kommt man nicht so leicht in Versuchung, mal einen Termin »sausen zu lassen«.
- Wechseln Sie ab und zu die Sportart. Walken Sie an einem Tag und fahren Sie beim nächsten Training mit dem Rad.
- Verändern Sie Ihr Ausdauertraining, steigen Sie jedes zweite Mal auf ein so genanntes Intervalltraining um. Also zum Beispiel alle fünf Minuten für etwa 200 Meter ein gesteigertes Tempo. Oder laufen Sie mal einen Hügel hinauf. Das trainiert Ihren Körper zusätzlich und erhält die Anpassungsfähigkeit der Muskulatur an sich schnell verändernde Belastungen.

Mit dem empfohlenen Ausdauertraining trainieren Sie Ihre körperliche Fitness und es kommt zu einem Muskelaufbau in den beanspruchten Bereichen, vor allem in den Beinen. Daneben haben Sie weitere Muskeln, die auch gestärkt und trainiert werden sollten. Hierfür ist ein Ausgleichstraining zu empfehlen, etwa die Kombination Ihres Ausdauertrainings mit ein paar Übungen zur Kräftigung der Rücken- oder Bauchmuskulatur.

Fußball

»Der Ball ist rund und ein Spiel dauert 90 Minuten!« So jedenfalls beschrieb Sepp Herberger, der ehemalige Bundestrainer der deutschen Nationalmannschaft, die Rahmenbedingungen eines Fußballspiels. Vielleicht liegt darin auch das Erfolgsgeheimnis dieser Sportart. Sie ist leicht verständlich und spielend zu erlernen. Man braucht nur einen Ball, angemessenes Schuhwerk und schon kann es losgehen.

Alleine in Deutschland kicken 10 Millionen Sportbegeisterte privat und in Vereinen. Das war nicht immer so. Erst 1874 wurde das erste organisierte Fußballspiel in Deutschland von privaten Veranstaltern in Braunschweig ausgetragen. Seinen Ursprung hat der heutige Fußballsport im 18. Jahrhundert in England. Nach dem ersten Weltkrieg wurde der Fußballsport immer populärer und eroberte breite Bevölkerungsschichten. Allerdings wird die Freude am aktiven Fußball oft durch Sportunfälle getrübt.

»Was ich schließlich am sichersten über Moral und Verantwortung weiß, verdanke ich dem Fußball«.

(Albert Einstein)

Fußball ist ein dynamischer Mannschaftssport, bei dem die Verletzungsgefahr sehr groß ist, denn:

- Fußball ist eine Temposportart mit vielen, unterschiedlichen und schnellen Bewegungswechseln, die die Muskulatur stark belasten.
- Fußball ist eine Kontaktsportart mit Zweikämpfen, bei denen es durch den Körperkontakt mit dem Gegenspieler schnell zu Verletzungen kommen kann.
- Bis auf Schienbeinschoner wird Fußball weitgehend ohne schützende Ausrüstung gespielt.
- Fußball wird bei jedem Wetter gespielt. Die Verletzungsgefahr ist vor allem bei extremer Hitze, Kälte oder eisigen Böden erhöht.
- Fußballer, vor allem in Amateurvereinen, spielen oft auf Fußballplätzen (Ascheplätze), deren Bodenbeschaf-

fenheit zu Verletzungen führen kann, zum Beispiel durch Ausrutschen und Umknicken.

Achtung

Die meisten Verletzungen treten durch den Körperkontakt mit dem Gegner auf. Viele Verletzungen könnten verhindert werden.

Die Bandbreite der Verletzungen beim Training, Wettkampf und durch den Gegnerkontakt ist extrem groß. Die häufigsten Sportverletzungen sind:

- Verletzungen des Kopfes (Schürf-, Platzwunden, Prellungen, Nasen- und Jochbeinbruch)
- Verletzungen der oberen Extremitäten (Schlüsselbeinbruch, Schulterverrenkung, Oberarmbruch, Schulterbruch, Schultersehnenriss, Ober-/Unterarmbrüche, Handgelenk-/Speichenbruch)
- Verletzungen der unteren Extremitäten (Muskelzerrungen, Muskelfaserrisse, Knieverletzungen wie: Meniskus- und Kreuzbandriss; Sprunggelenkverletzungen wie Achillessehnenriss, Kapsel- und Gelenkknorpelschädigungen, -absplitterungen, Bänderrisse, Knochenbrüche)

Das Training an sich hat vor allem zwei wesentliche gesundheitsfördernde Aspekte:

- Fußball erhöht die Fitness und verringert das Übergewicht!
- Regelmäßiges Training hilft beim Kampf gegen Übergewicht und damit verbundene Krankheiten wie Bluthochdruck, Diabetes mellitus, Hypercholesterinämie und Gefäßverkalkung.
- Durch die unterschiedlichen Belastungen werden nahezu alle Muskeln aktiviert, fettfreie Muskelmasse aufgebaut, das Herz-Kreislauf-System gefördert.

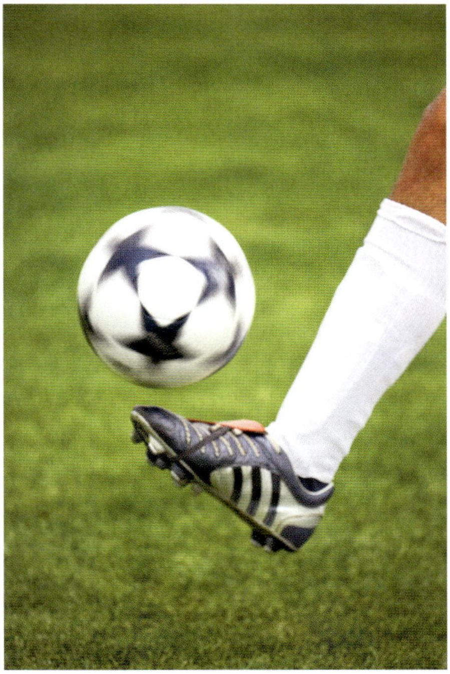

▲ Trotz vergleichsweise hohem Verletzungsrisiko ist Fußball der beliebteste Mannschaftssport.

INTERVIEW

Fußball-Tipps

Warum ist Fußball so beliebt?
Das hat verschiedene Gründe. Es ist die sportliche Betätigung auf dem Platz und das starke Zusammengehörigkeitsgefühl innerhalb der Mannschaft, die am Fußball begeistern. Der Profibereich steht zwar stark im Medieninteresse, macht aber nur eine verschwindend kleine Gruppe innerhalb der Fußballgemeinde aus. Das eigentliche Fundament dieses Sports bildet der Amateurbereich mit seinen fast 176000 Mannschaften in Deutschland. Die Leidenschaft für diesen Sport kennt jedoch keine Ligen oder Klassenunterschiede. Für viele im Amateurbereich haben die Derbys in der eigenen Spielklasse mindestens den gleichen Stellenwert wie für Profis die Spiele in der Bundesliga. Sie treiben ihren Sport mit der gleichen Hingabe und mit einem Engagement, das neben Familie und Beruf gerade noch vertretbar ist. Wenn dann am Sonntag der Vergleich mit dem Stadtrivalen oder mit der Nachbargemeinde ansteht, ist bei den meisten die Motivation grenzenlos.

Liegt in dieser Motivation nicht auch ein gewisses Risiko?
Die Grenzen zwischen gesunder Motivation und emotionalen Überreaktionen sind in der Hektik des Spiels manchmal fließend. Sie haben recht, damit steigt auch das Risiko für Verletzungen, die entweder ohne Fremdeinwirkung, durch eigene Überforderung oder aber häufiger durch den Einfluss des Gegners auftreten. Die schlechten Platzverhältnisse, vor allem in den unteren Spielklassen, tun ihr Übriges dazu. Auf Naturrasen wird dort in den seltensten Fällen gespielt. In der Regel sind es die beliebten Aschebeläge, die bei Bodenkontakt stark verschmutzte Schürfwunden verursachen. Die Plätze sind auch meist uneben, wodurch die Gefahr des Umknickens beim Gehen und Laufen steigt.

Wie kann man das Verletzungsrisiko im Fußball reduzieren?
Auch im Fußball gilt: Je besser meine persönliche Fitness, desto geringer ist mein Verletzungsrisiko. Ein guter Trainingszustand im Hinblick auf Kraft und Ausdauer verbessert die Koordination und dadurch sinkt das Risiko für Verletzungen bei Stürzen, mit oder ohne gegnerische Einwirkung. Es gibt auch Studien, die zeigen, dass insbesondere gegen Ende der Vor- und Rückrunde der Saison die Verletzungshäufigkeit steigt. Das ist ein Indiz dafür, dass während des Spielbetriebes zunehmend Ermüdungs- und Verschleißerscheinungen auftreten. Damit gewinnt aber auch gegen Ende der Vor- und Rückrunde die Regeneration zunehmend Bedeutung und sollte, ja muss im Trainingsplan berücksichtigt werden. Die einfachste und wichtigste Maßnahme zur Vermeidung von Verletzungen ist jedoch eine ausreichend lange Aufwärmphase, nicht nur vor dem Wettkampf, sondern auch vor jeder Trainingseinheit.

Warum ist gerade Fußball so verletzungsträchtig?
Das liegt an der Spielcharakteristik. Fußball besteht aus kurzen Phasen intensivster Belastung, beispielsweise beim Zweikampf, und längeren Phasen im mittleren

Belastungsbereich. Das sind »beste« Voraussetzungen für Muskelverletzungen wie Zerrungen, Muskelfaser- oder Muskelrisse. Aber auch Schäden an Sehnen und Bändern kommen vor und gehen nicht selten auch auf das Konto einer nicht ausreichenden Vorbereitung. Prellungen, Schürf- und Platzwunden haben wir meistens dem Gegner zu verdanken, genauso wie Verletzungen im Bereich des Knies, des Sprunggelenks und der oberen Extremitäten.

Wie wird man bis zum nächsten Spiel wieder fit?

So ganz ohne Blessuren geht der 90-minütige Fight in der Regel für keinen der 22 Akteure auf dem Platz ab. Jeder Spieler will aber beim nächsten Training – spätestens aber beim nächsten Spiel – wieder dabei sein. Das heißt, die Regeneration oder Heilung soll schnell ablaufen. Schwellungen und Blutergüsse stellen an sich keine schwerwiegenden Schädigungen dar. Sie verursachen aber Schmerzen, und die Beweglichkeit des betroffenen Bereichs ist eingeschränkt. Dadurch kann auch eine Bagatellverletzung den nächsten Einsatz gefährden. Hier haben sich Präparate bewährt, die bei solchen Verletzungen oder aber auch nach Operationen abschwellend wirken. Es gibt Studien, die zeigen, dass durch die Einnahme von Bromelain Schwellungen und Hämatome deutlich schneller zurückgehen als bei Unbehandelten. Geht die Schwellung weg, verschwindet gleichzeitig auch der Druckschmerz. Durch den Rückgang der Schwellung werden auch die Blutgefäße im betroffenen Bereich weniger stark zusammengepresst. Die Durchblutung normalisiert sich und dadurch werden geschädigtes Gewebe und Hämatome leichter und damit ebenfalls schneller abgebaut. Damit kommt der Spieler wieder schneller ins Training. Aber auch die sportbedingten Ausfallzeiten im Beruf werden kürzer.

Fußball wird bei Wind und Wetter gespielt. Was sollte man dabei beachten?

Auf Witterungsverhältnisse und Temperaturen wird keine Rücksicht genommen. Für das Immunsystem bedeutet dies aber Stress und damit eine erhöhte Infektanfälligkeit. Bei Erkältungen verbietet sich jedes Training und Schonung ist oberstes Gebot. Damit es jedoch gar nicht so weit kommt, sollte sich der Sportler ausgewogen ernähren. Vitamine, Mineralien und Spurenelemente statten das Immunsystem bereits prophylaktisch mit den für eine starke Abwehr notwendigen Bausteinen aus. Durch das häufige Trainieren gehen jedoch eine Menge Mineralien und Spurenelemente über den Schweiß verloren. Manche dieser Elemente, wie zum Beispiel Zink, können aber auch bei einer vollwertigen Ernährung nicht ausreichend sein. Daher sollte man als Sportler an eine zusätzliche Zufuhr bestimmter Spurenelemente durch geeignete Präparate denken.

Welches Fazit können Sie ziehen?

Mit gesundem Ehrgeiz betrieben ist Fußball ein schöner Ausgleich zum Alltag. Natürlich besteht beim Fußball ein gewisses Verletzungsrisiko. Wenn man jedoch einige Grundsätze berücksichtigt, kann man die Wahrscheinlichkeit für das Auftreten von Schäden deutlich minimieren und dann ungetrübte Erfolge mit der Mannschaft genießen.

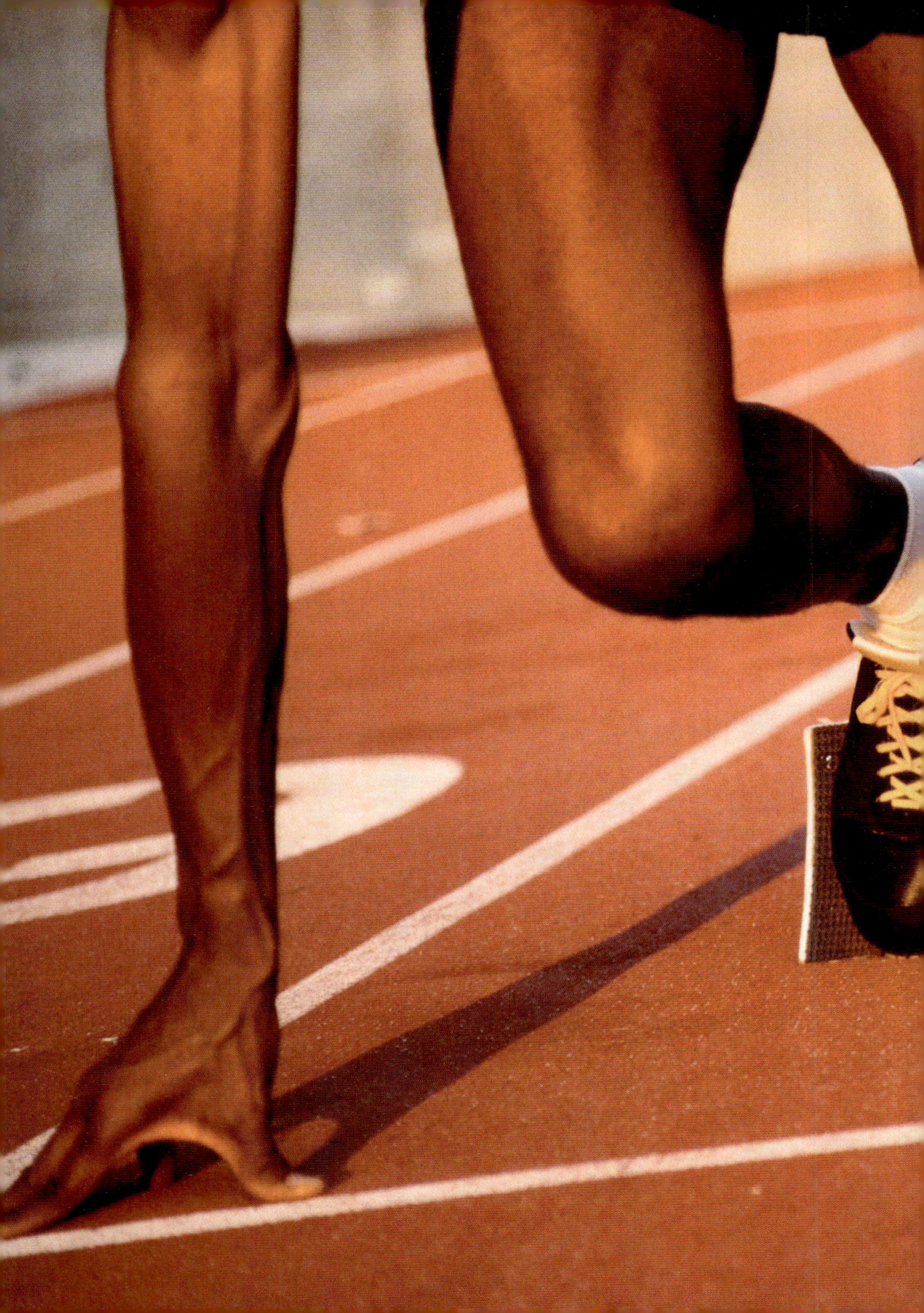

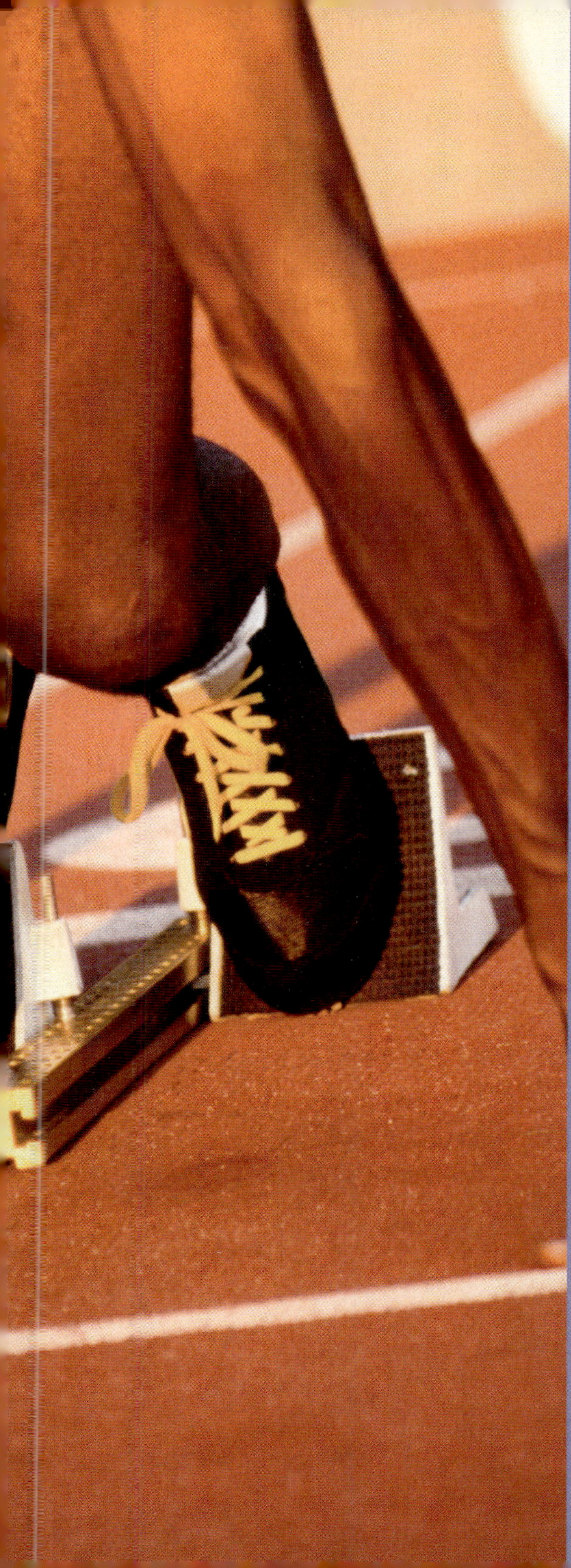

SPORT-TALENTE

Dass der Sport die Attraktivität unseres Körpers erhöht, leuchtet uns ein. Die Bewegung fördert aber auch unsere geistigen Talente stärker zu Tage.

Sport macht schön und schlau!

Natürlich kennen Sie alle die weit verbreiteten Vorurteile zum Thema Schönheit und Schlauheit. Zum Beispiel, dass ein Bodybuilder nicht schlau sein kann und dass ein schlauer Mensch niemals Boxer wird.

Arnold Schwarzenegger, Gouverneur von Kalifornien, begann seine politische Karriere als fünfmaliger Mister Universum. Der mehrfache Weltmeister im Schwergewicht, Dr. Wladimir Klitschko, promovierte während seiner Boxerlaufbahn. Einzelfälle, die sich auf den »normalen« Menschen nicht übertragen lassen?

Schönheit durch Sport, was ist bekannt? Sporttreiben formt den Körper. Vor allem Menschen, die in Fitnessstudios nach dem B.O.P.-Prinzip, (= Bauch-, Oberschenkel-, Po-Training) Sport treiben, wissen, was gemeint ist. Durch regelmäßige Bewegung und Muskelaufbau können gezielt die Körperstellen trainiert werden, die im wahrsten Sinn des Wortes »verschönert« werden sollen. In erster Linie versucht man dabei, das Übergewicht, die leidvollen »Speckröllchen« abzubauen und gezielt beziehungsweise proportioniert Muskulatur aufzubauen. Körperform und -haltung verändern sich dabei.

Darüber hinaus verhilft die stärkere Durchblutung der Haut zu einem »frischeren« Teint. Seelisch kann die neue Fitness zu einer selbstbewussteren Ausstrahlung führen. Auch die Cellulite (= Orangenhaut) verliert ihren Schrecken. Die erhöhte Durchblutung des Bindegewebes kann Cellulite stoppen und die Orangenhaut zu einem gewissen Grad zurückbilden. Dermatologen raten hierbei zu einer Kombination von Bewegung, Muskelaufbau, ausgewogener Ernährung und Massage.

Sport soll schlau machen, wie soll das gehen? Die Lösung ist relativ einfach. Wer kennt nicht diese Tage, an denen man sich schlapp und völlig verausgabt fühlt. Haben Sie schon einmal mit einem heftigen grippalen Infekt versucht, intellektuelle Höchstleistungen zu vollbringen? Seien Sie ganz ehrlich zu sich selbst. In den meisten Fällen ging es schief. Was Ihnen fehlte? Eine gewisse Fitness, die Ihrer Psyche in den körperlichen und seelischen Anspannungszeiten zur Seite stand und Ihnen half, sich auf die wesentlichen Dinge zu konzentrieren.

Erschwerend kommen Eigenarten des Lebensstils hinzu. Rauchen beispielsweise senkt den Sauerstoffgehalt im Blut. Zur Energiegewinnung benötigt unser Gehirn vor allem Sauerstoff. Das Gehirn verbraucht 200-mal mehr Sauerstoff als die Muskulatur eines Bergsteigers! Ohne eine ausreichende Sauerstoffversorgung kann unser Gehirn somit keine volle Leistung bringen.

Das bedeutet natürlich nicht, dass alle Raucher einen niedrigen Intelligenzquotienten haben. Aber, je besser das Gehirn mit Sauerstoff versorgt wird, umso leichter fällt es dem Menschen, sich zu konzentrieren. Denk- und Lernprozesse werden gefördert. Wer Sport treibt, sorgt dafür, dass sein Blut mit ausreichend Sauerstoff angereichert wird.

Hirnforscher vermuten, dass die regelmäßige Bewegung offenbar auch dafür sorgt, dass Hirnzellen nicht nur erhalten bleiben, sondern auch regenerieren. Ferner bilden sich durch sportliche Aktivität Synapsen und Leitungsbahnen im Gehirn aus, die optimierte Lernleistungen ermöglichen beziehungsweise erhalten.

Eishockey

Eishockey zählt zu den schnellsten und vielleicht schwierigsten Mannschaftssportarten der Welt. Das Bild des zahnlosen Eishockeyspielers stammt aus der Frühzeit dieser Disziplin, als ohne Gesichtsschutz gespielt wurde. Obwohl es beim Spielverlauf heute noch zu vielen und intensiven Körperkontakten zwischen den Kontrahenten kommt, weist Eishockey statistisch weit weniger Verletzungen auf als Fußball.

»Solange nicht mit dem Schläger um sich geschlagen wird, sondern mit dem Stock, ist das okay«.

(Jochen Sprenzel, Sportreporter)

Der Ursprung des Eishockeys liegt natürlich dort, wo es die Witterungsbedingungen ermöglichten, in Kanada. Im 16. Jahrhundert lernten französische Soldaten und Siedler ein Ballspiel bei den kanadischen Indianern kennen, das auf zugefrorenen Seen gespielt wurde. Der Begriff »Hockey« stammt aus dem französischen und heißt so viel wie »krummer Stock«. Ohne Schlittschuhe, Tore und Torwart. Erst im 19. Jahrhundert begegnen wir dem klassischen Vorläufer des modernen Eishockeys. Bis zur Erfindung des abgeflachten Pucks wurde mit Gummibällen gespielt.

Die Erfindung der Kältemaschinen machte es möglich, dass ab 1900 Eishockey auch in Eisstadien der großen Städte Europas gespielt werden konnte, zum Beispiel seit 1925 in Berlin auf der Kunsteisbahn des Berliner Sportpalastes.

Die Mannschaft eines Eishockey-Teams besteht aus 22 Spielern, von denen nur sechs gleichzeitig auf dem Spielfeld sein dürfen. Gespielt wird über die gesamte Eisfläche. Der nur maximal 170 Gramm schwere Vollgummi-Puck darf nur mit dem Schläger gespielt werden.

Die Ausrüstung des Spielers besteht aus:

- Helm und Gesichtsschützer
- Schulter- und Brustschutz
- Ellbogenschützer
- Handschuhe
- Schienbeinschoner
- Genitalschutz/ Tiefschutz
- Hockeyhose
- Halskrause/Kehlkopfschutz
- Schläger
- Schlittschuhe

Zur Ausrüstung des Torwarts gehören noch der Fanghandschuh und die Torwartkelle.

In den vergangenen Jahren hat sich durch die Schutzkleidung das Verletzungsbild beim Eishockey deutlich verändert. Betraf früher die Hälfte der Eishockeyverletzungen den Kopf, sind es heute nur noch zehn Prozent. Zugenommen haben dagegen:

- Rumpfverletzungen von 4 auf 14 %
- Schulter-/Armverletzungen von 24 auf 28 %
- Beinverletzungen von 23 auf 47 %

Von den Beinverletzungen entfallen wiederum vier Fünftel auf das Knie, welches somit überdurchschnittlich gefährdet ist. Die gefährlichsten Verletzungen sind die »Kopfverletzungen«. Sie reichen von einer kleinen Prellung und Rissquetschwunden bis hin zu teils schweren Gehirnverletzungen.

Eishockey ist sehr kampfbetont und »actionreich«, taktisch sehr anspruchsvoll und setzt vor allem eine gute Kondition, Schnellkraft und Koordination voraus. Durch Eishockey wird das Herz-Kreislauf-System sehr gut trainiert, da es einer stark wechselnden Belastung ausgesetzt ist.

Achtung

Bevor man sich ans Eishockey wagt, sollte man insbesondere sein Herz untersuchen lassen, da das Herz durch die stoßartigen Belastungen beim Eishockey besonders gefährdet ist.

Eishockey-Tipps

INTERVIEW

Was macht Eishockey so einzigartig?

Es gibt kaum eine Sportart, die eine derartige Schnelligkeit und Dynamik zu bieten hat wie das Eishockey. Zwar ist Eishockey kein Breitensport, aber das Medieninteresse ist enorm. Das sieht man an den hohen Zuschauerzahlen bei Spielen der oberen Ligen oder auch bei Olympischen Spielen oder Weltmeisterschaften. Es ist die Mischung aus Geschwindigkeit und Härte, aber auch Wendigkeit, Technik und Taktik, die diesen Sport so anziehend macht.

Nun stellt Eishockey ja enorme Anforderungen an Gleichgewicht und Koordination. Wie kann man sich das aneignen?

Erfolgreiche Eishockeyspielerinnen oder -spieler haben normalerweise bereits sehr früh mit diesem Sport angefangen. In der so genannten Laufschule lernen die Kinder zunächst ohne Puck und Schläger die sichere Fortbewegung auf den Kufen. Das Schlittschuhlaufen muss während dieser Phase zur Selbstverständlichkeit werden. Später muss ja die gesamte Konzentration auf das Spiel, die Taktik, den Gegner und das Führen des Pucks gerichtet werden können. Erst zu einem späteren Zeitpunkt wird dann das Training mit dem Schläger und damit die eishockeyspezifische Ausbildung begonnen.

Was ist zum Verletzungsrisiko beim Eishockey zu sagen?

Eishockey kann in puncto Geschwindigkeit mit einer Reihe von Superlativen aufwarten. Bei einem Schlagschuss, das heißt ein Schlag, bei dem der Spieler sehr weit mit dem Schläger ausholt und mit sehr viel Krafteinsatz den Puck in Richtung Tor schlägt, wird die Scheibe fast 200 km/h schnell. Bei einem Schuss aus dem Handgelenk können dies immerhin noch 140 km/h sein. In jedem Fall genug, um einzusehen, dass sowohl Feldspieler und insbesondere Torleute einer umfassenden Schutzausrüstung bedürfen, um Verletzungen durch den Puck auf dem Körper oder am Kopf zu vermeiden. Doch nicht nur der Puck ist beim Eishockey schnell unterwegs. Auch die Spieler erzielen bei Sprints Geschwindigkeiten über 40 Kilometer in der Stunde. Bei einem Kontakt mit dem Gegner oder der Bande wird diese Geschwindigkeit innerhalb von Sekundenbruchteilen recht unsanft auf Null reduziert. Man sieht, es herrschen gute Voraussetzungen für Blessuren wie Prellun-

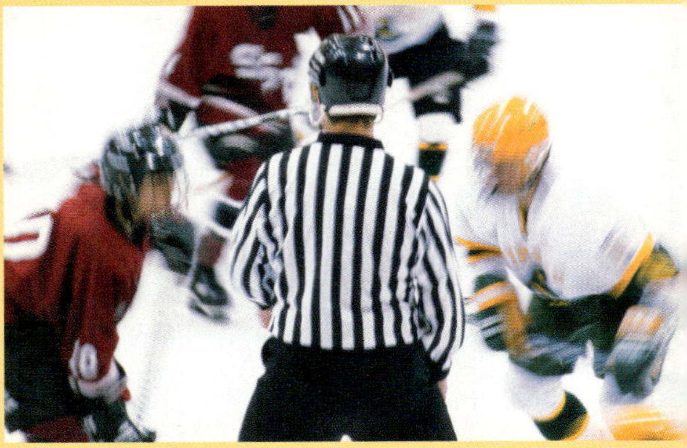

▲ Eishockey ist geprägt von Dynamik.

gen, Blutergüsse, Zerrungen, Platzwunden und den Verlust des einen oder anderen Zahns. Aber auch schwerere Verletzungen können vorkommen, wobei die unteren Extremitäten häufiger betroffen sind. Hier sind Bandverletzungen, Knorpelschäden, Meniskusschäden, Bänderrisse bis hin zu Knochenbrüchen zu nennen. Im Bereich der oberen Extremitäten treten vielfach Kapselverletzungen des Schultereckgelenks oder Schlüsselbeinbrüche durch Einwirkung des Gegners oder der Spielfeldbegrenzung auf.

Kann man das Verletzungsrisiko minimieren?

Es gibt Studien, die ergeben haben, dass das Auftreten von Verletzungen sehr stark mit der Ermüdung der Spieler einhergeht. In 75 % der Fälle traten die Verletzungen in den letzten beiden Spieldritteln auf. Ist die körperliche Fitness nicht ausreichend, geht gegen Spielende auch die Kraft zu Ende. Die Anfälligkeit der Akteure für Verletzungen erhöht sich dann. Aus diesem Grund versuchen wir im Profibereich, diese Verletzungsursache zu eliminieren, indem wir auf ein extrem hohes Niveau der Leistungsfähigkeit der Spieler Wert legen. Neben der körperlichen Fitness trägt natürlich auch die persönliche Schutzausrüstung der Spieler maßgeblich zur Vermeidung von Verletzungen bei. Vielfach sind Blessuren auf fehlerhafte oder abgenutzte Protektoren zurückzuführen.

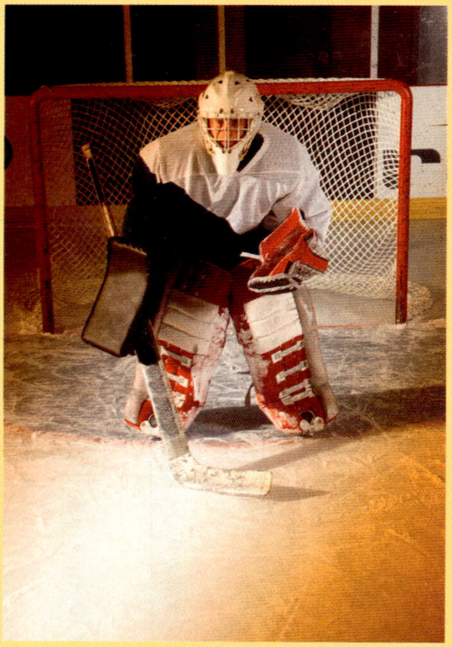

▲ Hohe Geschwindigkeit und harter Einsatz bergen Verletzungsrisiken beim Eishockey.

Nun braucht man zum Eishockeyspielen eine kalte Eishalle, und trainiert wird ja auch im Sommer. Stellen die drastischen Temperaturunterschiede ein Problem dar?

Ganz sicher wird hierdurch das Immunsystem der Spieler in besonderem Maße beansprucht. Während der schweißtreibenden Trainingseinheiten kommt es zu einem hohen Verlust an Mineralien und Spurenelementen. Die werden allerdings für eine optimale Leistung des Immunsystems dringend benötigt. Daher sollten Eishockeyspieler, aber eigentlich alle Eissportler wie beispielsweise Eisschnellläufer oder Eiskunstläufer, die mit diesen drastischen Temperaturunterschieden fertig werden müssen, auf eine ausreichende Versorgung mit immunrelevanten Spurenelementen achten. Das geschieht zum einen durch eine ausgewogene und vollwertige Ernährung. Bestimmte Spurenelemente jedoch, die auch bei guter Ernährung nicht in ausreichender Menge verfügbar sind, wie beispielsweise

Zink, müssen durch geeignete Ergänzungspräparate zugeführt werden.

Bestehen weitere gesundheitliche Risiken?

Auch das Herz-Kreislauf-System wird beim Eishockeysport stark belastet. Das liegt am Spielaufbau beziehungsweise an der Taktik des Spiels. Eine Eishockeymannschaft besteht außer aus zwei Torhütern aus 20 Spielern. Die verteilen sich in der Regel auf vier Verteidigungsreihen mit je zwei Spielern und vier Angriffsreihen mit je drei Spielern. So befinden sich ständig miteinander eingespielte Partner auf dem Eis. Je nach Spielsituation sind die einzelnen Reihen, man nennt sie auch Blocks, nur etwa ein bis zwei Minuten im Einsatz. Während dieser Zeit ist der Kreislauf des Spielers durch Sprints, schnelle Richtungswechsel, harte Kontakte mit Gegner und Bande enorm gefordert. Dazu kommen im Spiel noch Hektik und emotionale Erregung. Nach der Auswechslung der Reihen, das passiert übrigens auch während des laufenden Spiels, stehen den Spielern je nach Spielverlauf nur wenige Minuten zur Regeneration zur Verfügung. Damit ist klar, dass sich dieser Sport für Leute mit einem vorbelasteten Herz-Kreislauf-System verbietet. Personen, die den Eishockeysport nicht unter ärztlicher Kontrolle von Kindesbeinen an betrieben haben oder Wiedereinsteiger sind, sollten sich daher unbedingt leistungsdiagnostisch untersuchen lassen, bevor sie mit dem Training anfangen.

Warum würden Sie den Eishockeysport – trotz des vergleichsweise hohen Verletzungsrisikos – empfehlen?

Wer sich als Kind oder vielleicht erst später als Erwachsener für den Eishockeysport entscheidet, hat eine faszinierende Sportart gewählt, mit hohen Anforderungen an Schnellkraft, Ausdauer und Einsatzwille. Sie ist zudem geprägt von Taktik, Intelligenz und Spielverständnis, aber auch nicht zuletzt durch ein überdurchschnittliches Mannschaftsgefühl.

Sport in der Schule und die PISA-Studie

Dass für die Entwicklung von Kindern und Jugendlichen die sportliche Bewegung besonders wichtig ist, ist unbestritten. Jedenfalls, wenn es um die Problematik des Übergewichts geht. Was kaum beachtet wird ist, dass Sport auch für den Lernprozess bei Kindern und Jugendlichen von entscheidender Bedeutung ist. Selbst bei der PISA-Studie wurde die sportliche Leistungsfähigkeit der Schülerinnen und Schüler bei den Bewertungsparametern ausgeblendet, obwohl es einen engen Zusammenhang zwischen Bewegungsmangel und Wissens- und Lerndefiziten gibt.

Betrachtet man alle Schulfächer unter dem ganzheitlichen Aspekt, sehen wir den großen Nutzen der sportlichen Betätigung. Denn Sport hilft bei der motorischen Entwicklung und erhöht die Kondition und Fitness. Dadurch wird die Lernbereitschaft und Lernfähigkeit gefördert. Die Kinder und Jugendlichen können den Lehrangeboten in anderen Fächern konzentrierter, disziplinierter und ausdauernder folgen. Dadurch werden sie in der Tat schlauer, weil es ihnen nicht mehr so schwer fällt, den Lehrstoff aufzunehmen.

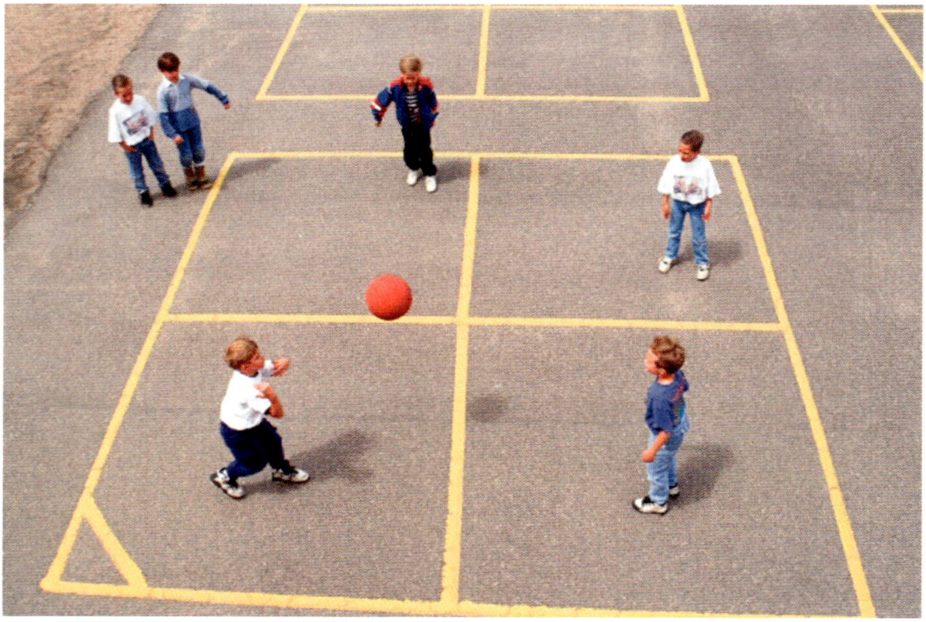

▲ Bewegung ist für die gesunde kindliche Entwicklung unentbehrlich.

Deshalb ist das schlechte Abschneiden bundesdeutscher Schüler bei dieser internationalen Studie auch ein Indiz dafür, dass die deutschen Kinder und Jugendlichen unter Bewegungsmangel leiden, dem ausreichender Schulsport entgegensteuern könnte. Mangelnde Bewegung führt nachweislich und unabhängig vom Gewicht zu Entwicklungsstörungen und Trägheit. Ein gesundheitsförderndes, ausreichendes Schulsportangebot könnte zu wesentlich besseren Ergebnissen in der PISA-Studie führen.

Selbst bei hyperaktiven Kindern wird Sport als therapeutisches Element eingesetzt. Die Bewegung hilft diesen Kindern, dem Unterricht konzentriert zu folgen und inneren Stress abzubauen.

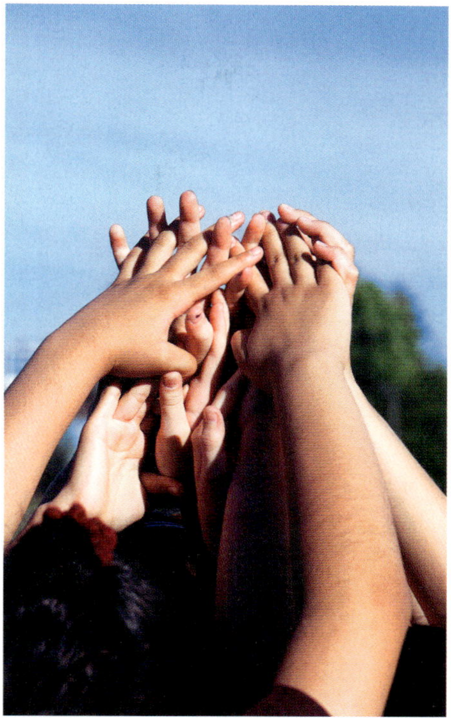

▲ Durch Sport wird die soziale Kompetenz von Kindern gefördert.

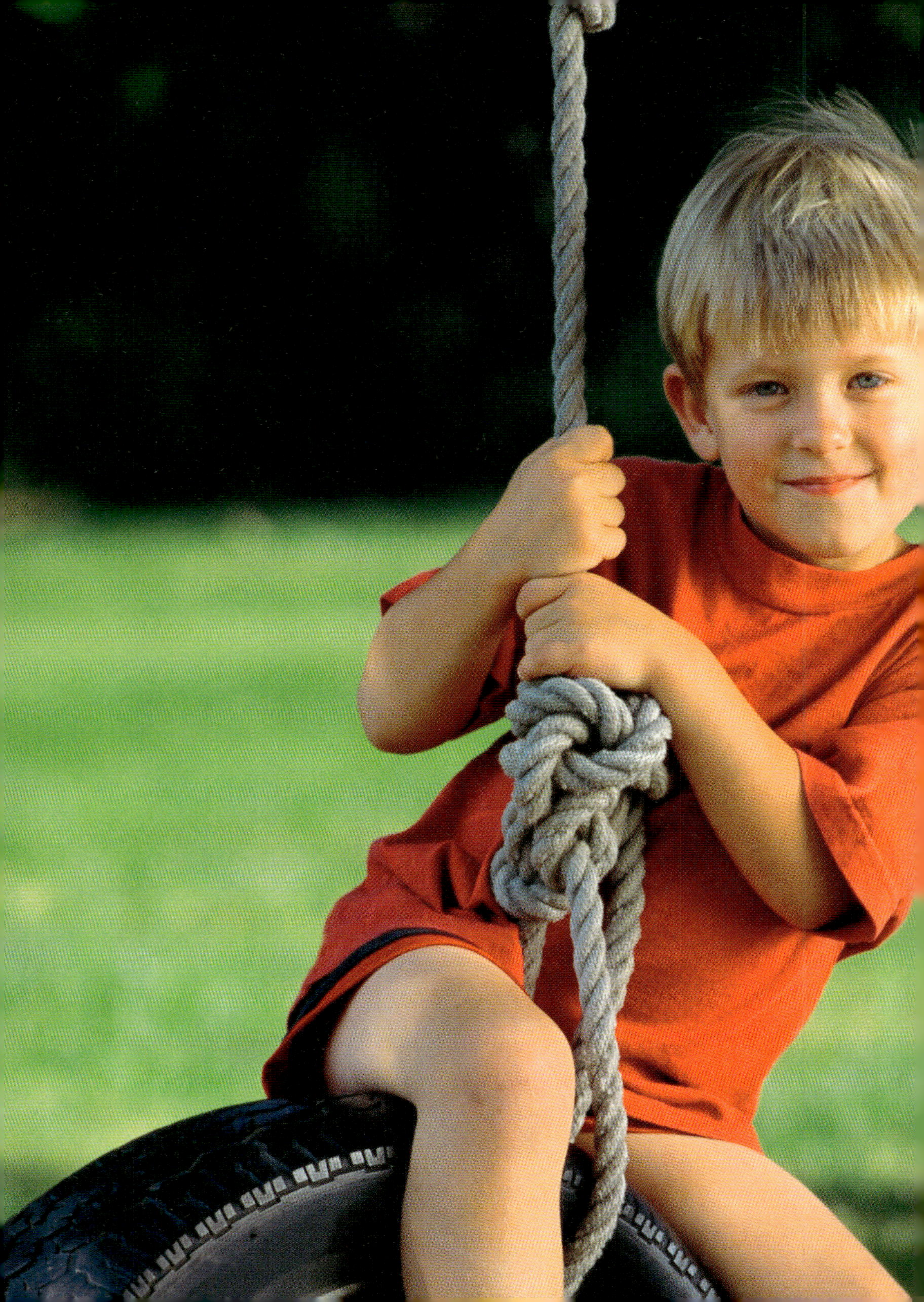

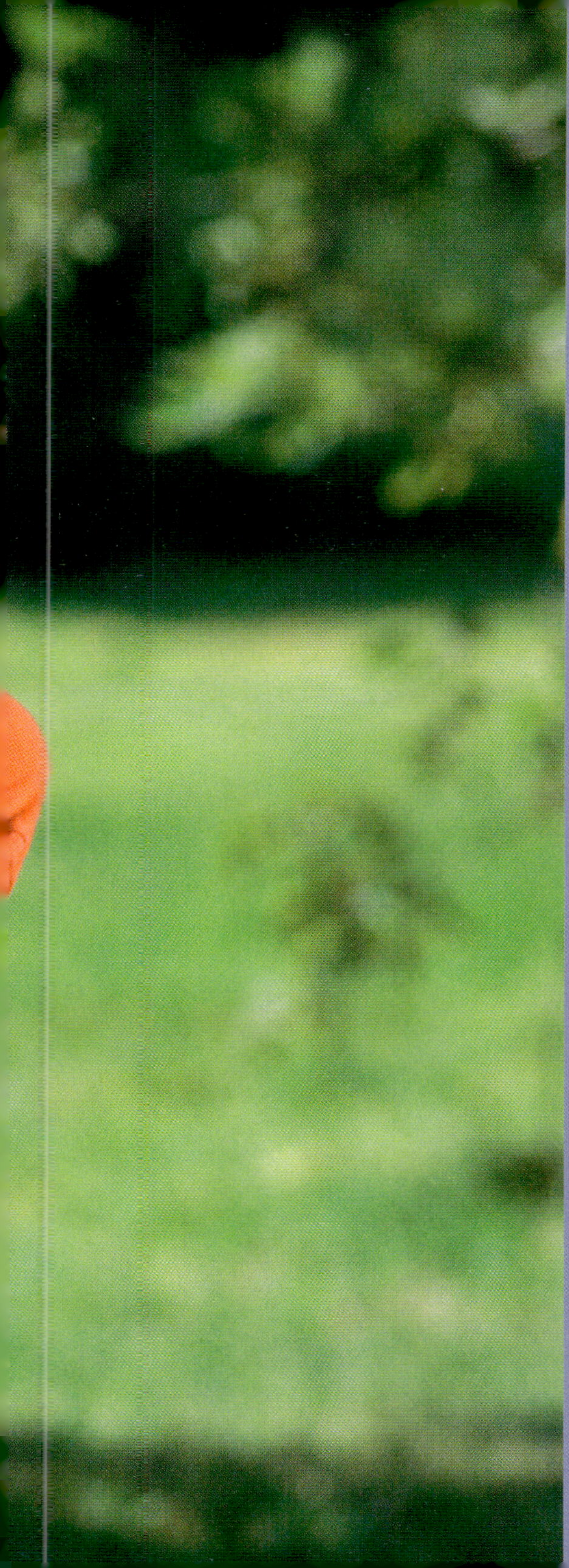

NO RISK – NO FUN

Der Spaß soll beim Sport im Vordergrund stehen. Diesen erkauft man jedoch mit dem Risiko der Verletzung. Mit der richtigen Vorbereitung und Ausrüstung ist das Risiko jedoch leicht zu minimieren.

Mögliche Risiken meiden

Zunächst die gute Nachricht für alle Sportsfreunde: Der gefährlichste Platz an dem Sie sich aufhalten können, ist nicht der Sportplatz sondern Ihr Zuhause! Die meisten Unfälle ereignen sich im Haushalt. Jährlich verunglücken ca. 25 Millionen Menschen in ihren eigenen vier Wänden. Für über 6000 endet jedes Jahr der Haushaltsunfall tödlich.

»Alle Speere zu mir!«

(Letzte Worte eines Speerwurftrainers)

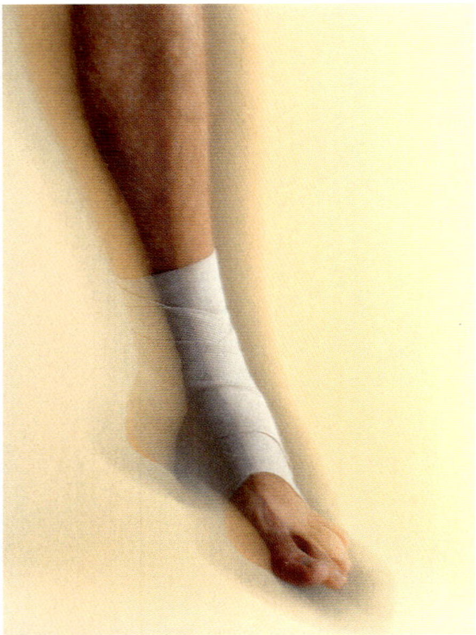

▲ Sportverletzungen sind in vielen Fällen vermeidbar.

Natürlich kommt es auch während des Sports zu Unfällen und Verletzungen. Gemeint sind vor allem die allgemeinen Sportunfälle und typischen Trainingsverletzungen. Und da viele Millionen Menschen Sport treiben, ist die Anzahl der Verletzten auch relativ hoch. Allerdings handelt es sich meist um leichte und vermeidbare Verletzungen!

Über 27 Millionen Deutsche sind Mitglieder in einem Sportverein, das entspricht einem Drittel der Gesamtbevölkerung. Fast 1,5 Millionen Sportverletzungen werden jährlich registriert. Die drei häufigsten Sportverletzungen sind: Sehnen- und Muskelverletzungen (22 %), Knochenbrüche (18 %) und Verstauchungen und Zerrungen (17 %).

Die Art der Verletzung hängt in der Regel von der bevorzugten Sportart ab. Wer ist nicht schon einmal beim Laufen mit einem Fuß umgeknickt? Welche fußballerische »Notbremse« verursacht keine Prellungen und Blutergüsse? Welcher Kraftsportler hat noch nie eine Muskelzerrung erlitten? Kennen Sie Radrennfahrer, die tausende von

Kilometern ohne Sturz geradelt sind? Oder einen Ringer, der noch nie harten Bodenkontakt hatte?

Es gibt auch geschlechtsspezifische Unterschiede. So ereignen sich bei Männern die meisten Sportverletzungen beim Fußballspielen (58 %), die wenigsten z. B. beim Reiten (1 %). Bei den Frauen treten die häufigsten Sportverletzungen während des Handballs (21 %) auf, die wenigsten beim Tennis (3 %).

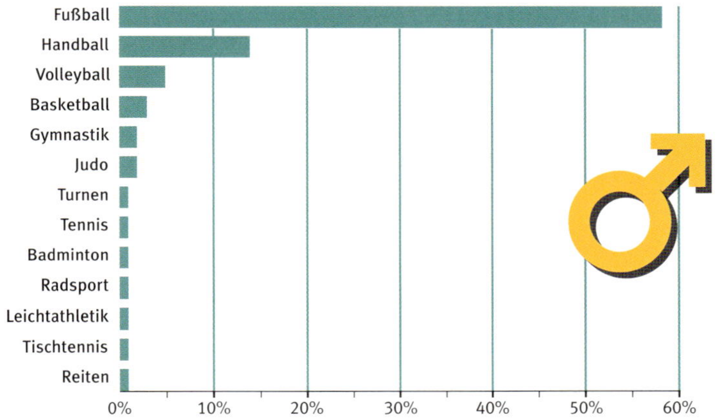

▲ Unfallhäufigkeit nach Sportarten bei Männern

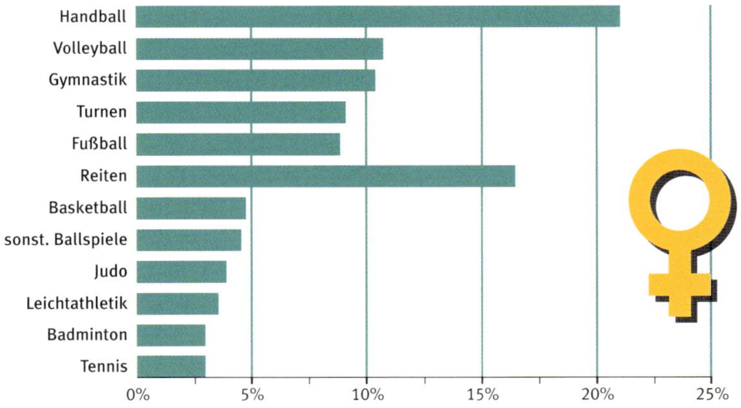

▲ Unfallhäufigkeit nach Sportarten bei Frauen

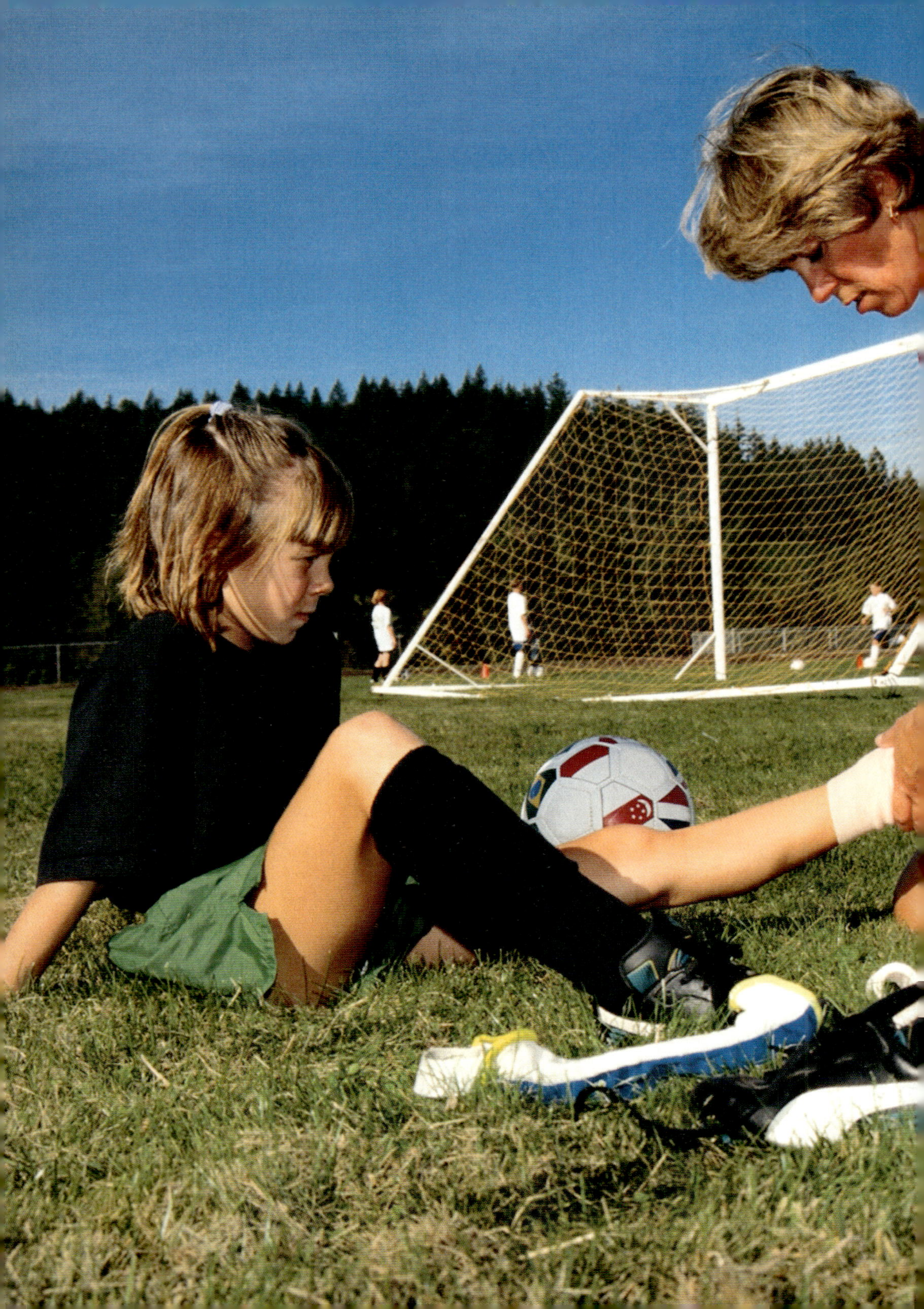

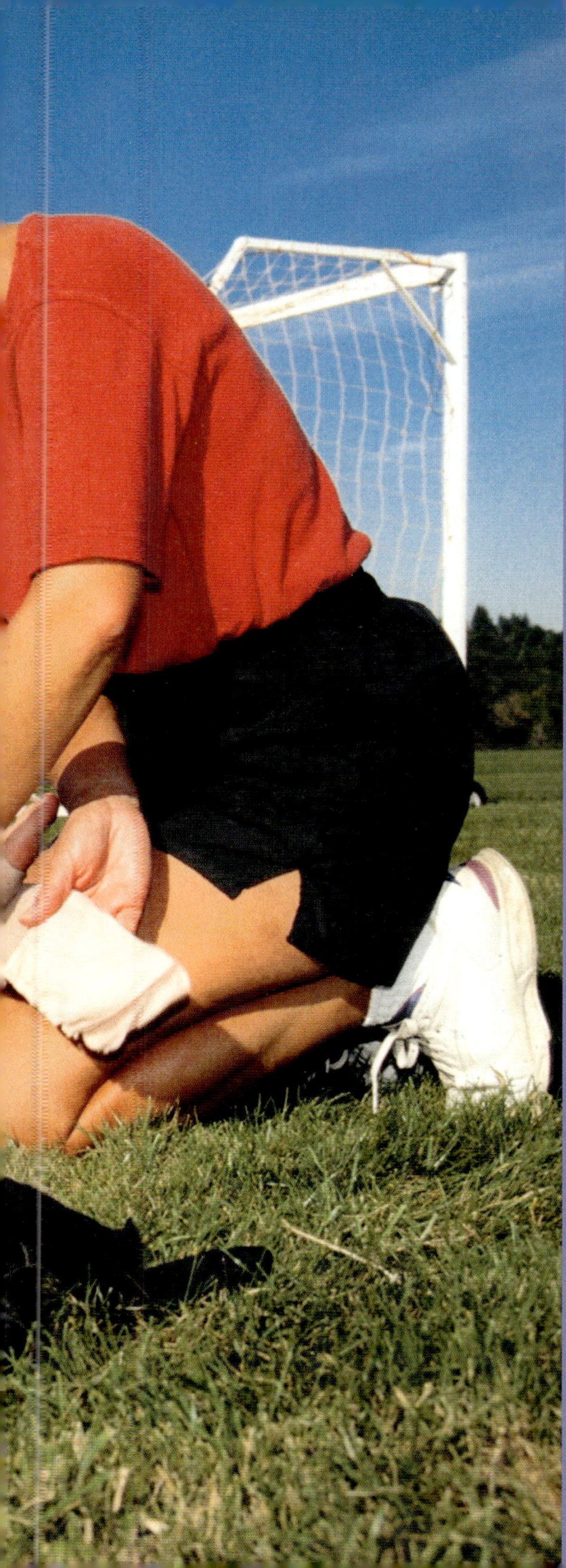

VERMEIDUNGSTAKTIK

Die beste Sportverletzung ist die, die gar nicht erst passiert. Durch eine angemessene Intensität und gute Vorbereitung des Trainings wird die Grundlage für Leistungssteigerung und Verletzungsfreiheit geschaffen.

Schutz vor Verletzungen

Die Kenntnis über die unterschiedlichen Bewegungsformen und Belastungen sowie über die Unfallgefährdung in den einzelnen Sportarten ist die notwendige Basis dafür, den eigenen Weg zu einem gesundheitsfördernden Training zu finden.

Es können nicht alle Verletzungen vermieden werden, aber durch die Beachtung einiger Regeln könnte die Verletzungsgefahr um 80% verringert werden. Grundsätzlich gelten für alle Sportarten definierte Voraussetzungen, damit das Training die Gesundheit erhält und nicht gefährdet:

Auf den Körper hören!

Kein Training, wenn Ihr Körper durch eine Erkrankung geschwächt ist! Selbst, wenn Sie sich noch topfit fühlen. Jeder Infekt bedeutet für Ihren Körper und Ihr Immunsystem Stress! Durch körperliche Belastung wird dieser Stress massiv vergrößert. Der geschwächte Organismus reagiert anfälliger, der kleine Schnupfen kann sich rasch zur Bronchitis entwickeln. Das Herz-Kreislauf-System wird geschwächt. Die Erreger können sich im Körper verbreiten und im schlimmsten Fall als so genannte »Sepsis« (= Blutvergiftung) lebensbedrohlich werden. Im weiteren Gefolge kann es zu einer Schädigung des Herzmuskels und der Herzklappen kommen.

Ist der Sportler erkrankt, muss der Körper an zwei Fronten kämpfen! Erkrankung und Training schwächen den Körper derart, dass es auch zu Verletzungen kommen kann. Der Sportler ermüdet schneller, womit sich die Gefahr durch unkoordinierte Bewegungen zu stürzen erhöht.

Achtung

Mit erhöhtem Ruhepuls, mit Fieber oder mit Lymphknotenschwellungen sollte nicht trainiert werden.

Ausrüstung beachten!

Im Gegensatz zu den antiken Olympischen Spielen in Griechenland betreiben wir unsere sportlichen Übungen, Trainingseinheiten und Wettkämpfe nicht nackt.

Das Mindeste, was wir benötigen – neben der Trainingskleidung – sind Schuhe. Schuhe sind bei den meisten Sportarten der wichtigste Teil der Ausrüstung. Sie dämpfen die Belastung und stabilisieren den Fuß.

Der Laufschuh fängt bei jedem Laufschritt ein Mehrfaches des Körpergewichtes auf. Es ist wichtig, vor dem Schuhkauf orthopädisch prüfen zu lassen, ob der Fuß eine Fehlstellung hat, z. B. Knick- oder Senkfuß. Dies erfordert eine individuelle Anpassung des Schuhwerks!

Bei Übergewichtigen kann die Stauchbelastung so groß sein, dass es zu gesundheitlichen Schäden kommt (Überlastung des Knochensystems und der Gelenke). In diesen Fällen kann auch kein orthopädisch-optimierter Sportschuh helfen. Abhilfe kann nur der Wechsel zu einer anderen, gesundheitsfördernden Sportart schaffen (z. B. Aquajogging, -gymnastik, Schwimmen, Radfahren) oder eine Gewichtsabnahme.

Auch die restliche Kleidung sollte der Sportart angepasst sein und vor Unterkühlung schützen, Feuchtigkeit aufnehmen sowie die Haut schonen. Die Wahl der Ausrüstung entscheidet auch über die Sicherheit beim Sport: Radfahren ohne Helm oder »Inline-Skaten« ohne Gelenkschützer sind oft Ursachen schlimmster Sportverletzungen.

Aufwärmphase beachten!

Natürlich hat jeder von uns »Sporttreibenden« schon tausendmal gehört: »Vor dem Training muss man Dehnungs- und Aufwärmübungen machen«. Aber warum? Weil der menschliche Körper ein fein abgestimmter Organismus ist und nicht mechanisch funktioniert wie eine Maschine. Ein Trainingsstart, ein Sprint von »Null auf Hundert« kann die Muskeln, Gelenke und Gefäße überlasten und beschädigen. Damit das nicht passiert, muss der menschliche Motor vor jedem Trainingsstart vorgewärmt werden, um volle Leistung bringen zu können. Die Gefäße müssen sich erweitern, Muskeln gelockert, Gelenke geschmiert und Sehnen und Bänder gedehnt werden.

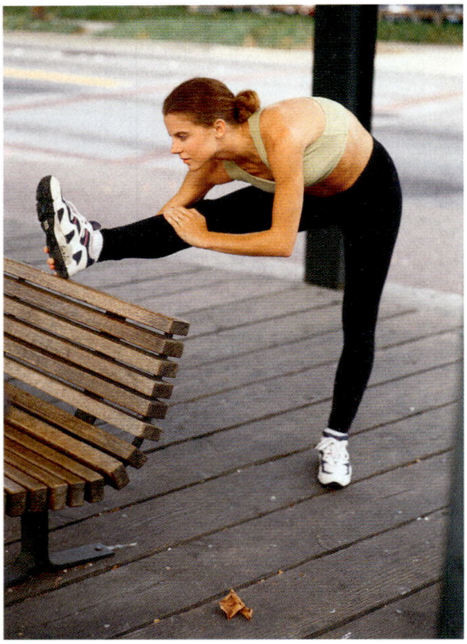

▲ Dehnung der aufgewärmten Muskulatur – wichtiges Element der Trainingseinheit

Bei der Aufwärmübung soll sich die Köpertemperatur, insbesondere die Temperatur der Muskulatur, erhöhen. Im Idealfall um ca. 2 Grad. Typische, leicht erkennbare Symptome, die darauf hindeuten, dass die Aufwärmphase abgeschlossen ist, sind z. B. Erwärmung und Rötung der Haut, Erhöhung von Atemfrequenz, Blutdruck und Puls. Gleichzeitig dient die allgemeine Erwärmung der Mobilisation unseres Herz-Kreislauf-Systems. Das hebt unter anderem unsere Psyche, die Motivation und die Konzentration. Erst nach der Aufwärmphase sollen die Muskeln dann schwerpunktmäßig, je nach Sportart unterschiedlich, gedehnt werden.

Muskulatur

Die Muskulatur ist beim Sport am häufigsten von Verletzungen betroffen. Als besonders unangenehme Verletzungen sind Muskelfaser- bzw. komplette Muskelrisse vielen bekannt. Die wenigsten Menschen wissen allerdings, dass auch der Muskelkater eine Verletzung des Muskels ist. Fast jeder von uns hat in seinem Leben schon einmal Bekanntschaft mit einem Muskelkater gemacht, meist nach einer anstrengenden körperlichen Tätigkeit oder beim Sport.

»Ich habe es mal mit Training versucht ...«

(Rocky Rocchigiani begründet seinen WM-Gewinn)

Ein Muskelkater tritt in der Regel mehrere Stunden bzw. am Tag nach einer starken körperlichen Muskelbelastung auf und kann bis zu einer Woche andauern. Bei einem Muskelkater kommt es zu sehr kleinen Rissen (Mikroverletzungen) in den Myofibrillen, den dünnsten Fasern im Muskel.

Die Muskulatur ist ein sehr gut durchblutetes Gewebe. Durch die Verletzung (»Mikroriss«) entsteht im Muskelgewebe eine Entzündung. Es kommt zu einer Flüssigkeitsansammlung (Ödem), die Durchblutung steigt. Im Anschluss können sich im Muskel schmerzhafte Blutergüsse (Hämatome) bilden.

In vielen Fällen entstehen die Mikrofaserrisse, wenn der Muskel untrainiert ist bzw. durch das Training überfordert wird. Durch ein maßvolles Training mit kontinuierlicher, mäßiger Belastungssteigerung und ausreichenden Erholungsphasen kann die Entstehung eines Muskelkaters vermieden werden.

Kommt es dann doch zu einem Muskelkater, kann die Heilung der inneren Entzündung durch Einnahme des pflanzlichen Enzyms Bromelain erheblich beschleunigt und das Training nach kürzerer Zeit wieder aufgenommen werden.

Boxen

Boxen gehört zu den bekanntesten Sportarten der Welt. Seine erfolgreichsten Repräsentanten wie Max Schmeling und Cassius Clay (Mohammed Ali), Wladimir und Vitali Klitschko, Henry Maske und Rocky Rocchigiani sind schon zu ihren Lebzeiten zum Mythos geworden.

»Verletzungen gehören zum Boxen wie der Ketchup zur Currywurst!«

(Mens Health: Fitnessmagazin)

Seit 3000 Jahren wird dieser Faustkampf bereits als Sportart ausgetragen. Aber erst seit 1904 wurden dem Boxsport, wie wir ihn heutzutage kennen, die olympischen Weihen verliehen.

Dabei wird der Boxsport in die Bereiche Amateur- und Profiboxen unterteilt. An den Olympischen Spielen dürfen nur Amateure teilnehmen. Bei Wettkämpfen gilt für Amateure in Deutschland eine Altersbegrenzung von 36 Jahren. Ein regulärer Wettkampf dauert 4 Runden zu jeweils 3 Minuten. Bei den Profiboxern gibt es keine Boxrundenbegrenzung. In der Regel dauert der Schwergewichtskampf 10 Runden.

In einem Boxkampf sind nur Schläge erlaubt, die mit der geschlossenen Faust ausgeführt werden. Gekämpft wird in 12 unterschiedlichen Gewichtsklassen. Sie erstrecken sich vom Papiergewicht (bis 48 kg) bis hin zum Superschwergewicht (ab 92 kg). Als reguläre Schläge gelten Treffer auf die Vorderseite des Kopfes, des Halses, des gesamten Körpers bis zur imaginären Gürtellinie am Bauchnabel und auf die Arme. Geht einer der Kontrahenten nicht durch einen klassischen »knock out« (k.o.) zu Boden und bleibt dort mindestens 10 Sekunden liegen, wird die Anzahl der regulären Treffer gewertet.

Damit die Gefahr der Kampfverletzungen so gering wie möglich gehalten wird, erfolgt eine Disqualifikation des Boxers, bei:

- einem als »absichtlich« angesehenen Kopfstoß,
- grober Unsportlichkeit, zum Beispiel Beißen, Umwerfen des Gegners, Treten, Nachschlagen, das als eindeutig absichtlich eingeschätzt wird und Schlagwirkung hinterlässt,
- wiederholten Tiefschlägen,
- wiederholtem Ausspucken des Mundschutzes.

Dennoch ereignen sich während des Trainings und Wettkampfs zahlreiche Verletzungen. Todesfälle im Ring belau-

Achtung

Fitnessboxen:

Den Fitnesswert des Boxens haben seit einigen Jahren auch Sportstudios entdeckt und bieten die Übung »Fitness-Boxen« an. Geschlagen wird bei dieser Sportart nur der Sandsack. Das stärkt den Körper und baut den Alltagsstress ab.

fen sich seit 1945 auf ca. 500. Genauere Daten liegen nicht vor, da erst seit 1990 die Anzahl der Trainingsunfälle mit Todesfolge registriert werden.

Die auffälligste Verletzung während eines Kampfes ist die aufgeschlagene Augenbraue. Die Boxernase, das durch einen Schlag zertrümmerte Nasenbein, gehört sozusagen zum äußerlichen Berufsmerkmal eines Boxers. Viel häufiger allerdings brechen sich die Boxsportler durch die Wucht ihrer ausgeführten Schläge einen Mittelhandknochen. Dramatische Auswirkungen haben die Schläge auf den Kopf. Sie können zu einem Schädel-Hirn-Trauma führen. Hierbei wird durch den Schlag das Gehirn gegen die Schädeldecke geschleudert. Diese massive Gehirnerschütterung kann irreparable Schädigungen verursachen. Der berüchtigte Knock-out-Schlag kann sogar eine Gehirnquetschung zur Folge haben, die zur längeren Bewusstlosigkeit führt. Schläge gegen Leber und Nieren können innere Blutungen verursachen. Demgegenüber gehören Verletzungen wie beispielsweise Blutergüsse, hervorgerufen durch Prellungen und Quetschungen oder die Überdehnung von Bändern, meist im Knie- und Schultergelenkbereich, zu den eher »harmlosen« Verletzungen.

Dennoch hat das Boxen auch einen gesundheitsfördernden Aspekt. Es hält fit und fördert das Herz-Kreislauf-System. Denn das Boxtraining ist eines der wenigen Trainingsprogramme, das alle motorischen Hauptbeanspruchungsformen wie Kraft, Ausdauer, Schnelligkeit, Beweglichkeit und Koordination fördert. Die Übungen reichen vom Schattenboxen, bis hin zum Seilchenspringen, Laufen und Krafttraining. Gleichzeitig wird das Koordinations- und Reaktionsvermögen gestärkt.

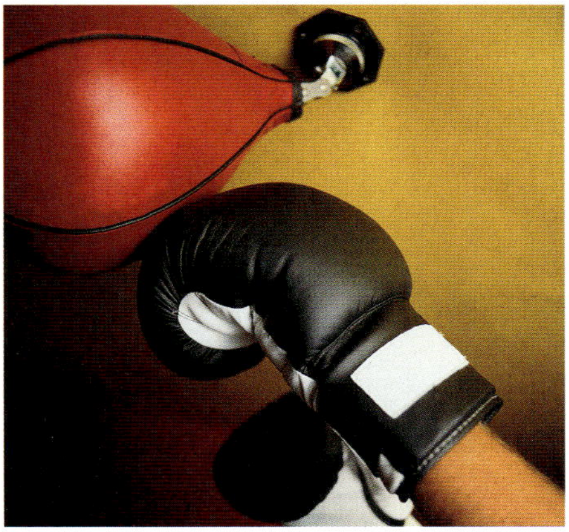

▲ Boxen gehört zu den trainingsintensivsten Kampfsportarten

Boxen-Tipps

Welche Eigenschaften sollte jemand mitbringen, der sich für den Boxsport entscheidet?
Er braucht vor allem einen festen Willen. Aber auch Schlagkraft, Schlagschnelligkeit und -genauigkeit, daneben Beweglichkeit sowie Ausdauer, um nötigenfalls im Kampf über die volle Distanz gehen zu können. Ein Boxer muss aber auch leidensfähig sein. Schmerzen, egal ob beim Training oder während des Kampfes, gehören zum Boxsport einfach dazu. Jeder aktive Boxer weiß das und jeder, der daran denkt, mit dem Boxsport zu beginnen, sollte sich darüber im Klaren sein.

Wie hoch ist der Trainingsaufwand beim Boxen?
Der Trainingsaufwand im Profibereich wie auch im Amateurbereich ist enorm. Wir reden dabei von etwa 8–10 Einheiten pro Woche. Während im Profibereich der Kämpfer pro Jahr normalerweise nur etwa sechs bis acht Fights macht, kann sich das im Amateurbereich schnell auf 25–30 Kämpfe summieren. Die Profis können sich daher auf jeden Kampf individuell vorbereiten. Der Boxamateur muss sein Leistungsniveau aber dauerhaft konservieren beziehungsweise durch kontinuierliches Training sukzessive steigern. Das Erfolgsrezept liegt hier in der richtigen Mischung und Strukturierung der Trainingseinheiten. Also das sinnvolle und effektive Abwechseln von Konditions-, Sparrings- und Krafteinheiten mit Technikschulungen, Pratzentraining, Sandsackeinheiten, Medizinballübungen oder Hanteltraining. Damit der Spaß nicht zu kurz kommt, integrieren wir auch spielerische Elemente in ein Trainingsprogramm. Auch damit können Reflexe, Schnelligkeit und koordinative Fähigkeiten verbessert werden.

Durch den hohen Trainingsaufwand wird der Körper des Boxers aber extrem belastet. Umso wichtiger sind daher Phasen der Regeneration. Hier unterscheidet man zwischen aktiver und passiver Regeneration. Während der passiven Regeneration soll der Organismus nach Möglichkeit überhaupt nicht belastet werden. Im Gegenteil, bei der passiven Regeneration soll sich der Sportler pflegen, zum Beispiel durch Massagen, Sauna- oder Spaziergänge. Aktive Regeneration hingegen heißt, dass lockere Trainingseinheiten absolviert werden, wobei man aber unterhalb der so genannten Reizschwelle bleibt, an der es im Körper zu einer Anpassung an den Leistungsreiz kommt. Hierher gehören Waldläufe, ausdauerndes Schwimmen oder Ballsportarten wie Volleyball oder Basketball.

Spricht man über Boxen, kommt man am Thema Verletzungen nicht vorbei, oder?
Es liegt in der Natur der Sache, dass der Boxsport ein sehr großes Verletzungsrisiko mit sich bringt. Die Blessuren am Körper und am Kopf kommen meist vom Gegner. Verletzungen im Bereich der Handwurzel, der Mittelhand und der Finger entstehen hauptsächlich durch die eigenen Schläge. Sieht man mal von schweren Kopftreffern

ab, die durchaus ernste Folgen haben können, haben wir es bei Kämpfen hauptsächlich mit Schwellungen um die Augen, im Bereich des Jochbeins und der Nase durch gegnerische Treffer oder Kopfstöße zu tun. Bei Kopfstößen können die unter Boxern gefürchteten »Cuts« entstehen. Das sind offene, stark blutende Wunden an Augenbrauen, Schläfen oder den Jochbeinen. Kann die Blutung in den Pausen zwischen den Runden nicht gestoppt werden, muss der Ringrichter den Kampf abbrechen und der Gegner wird zum Sieger erklärt. Im Betreuerstab haben wir daher einen so genannten »Cut-Man«. Seine alleinige Aufgabe es ist, eine aufgetretene Blutung zu stoppen. Er benutzt hierzu Eispackungen oder vorgekühlte Eisenstücke, Vaseline, ein Baumwollschwamm, Wattestäbchen, Schere, Tapeverband und eine 0,1 %ige adrenalinhaltige Wundcreme.

Was passiert nach einem Kampf?

Dann erfolgt die eigentliche Wundversorgung. Auch hier werden die geschwollenen Bereiche zunächst einmal gekühlt. Die verwendeten Eispackungen dürfen aber nie direkten Hautkontakt haben. Die Gefahr der Unterkühlung der betroffenen Areale ist sonst zu groß. Dazu kommen weitere physikalische Methoden wie Lymphdrainagen, Elektrotherapie oder Ultraschallbäder. Besonders bewährt hat sich der schnelle Einsatz eiweißspaltender Enzyme wie beispielsweise Bromelain. Damit erreichen wir einen deutlich schnelleren Rückgang von Schwellungen und Blutergüssen.

Sehen Sie Potenzial für einen steigenden Zulauf zum Boxen?

Der Boxsport wurde durch seine mediale Präsenz der vergangenen Jahre immer beliebter. Das Boxen ist und wird sicherlich keine Breitensportart für jedermann. Aber Elemente des Boxsports finden wir mittlerweile auch in den Bereich Work-out und Fitness, zum Beispiel das Tae Bo, so dass wir den Boxsport in der Sportlergemeinde durchaus auch in Zukunft repräsentiert sehen.

Übertrainingssymptomatik

Wissen Sie, was ein »Wochenendsportler« ist? Das sind die Menschen, die den Trainingsgrundsatz: »mäßig, aber regelmäßig Sport« gegen ein »Samstag-Sonntag-Sportmarathon-Programm« eingetauscht haben. Viele dieser »sportlichen!« Zeitgenossen verbringen den Montagmorgen in Sprechzimmern von Praxen und Kliniken. Diagnose: Stauchungen, überdehnte Bänder, Muskelzerrungen, Prellungen, Blutergüsse, Herzbeschwerden und grippale Infekte.

Was hat der »Wochenendsportler« falsch gemacht? Verletzungen entstehen häufig, wenn Sportler ihre Kondition überschätzen und zu großen Ehrgeiz entwickeln. Meist geht der »Wochenendsportler« untrainiert ins Wochenende und will, quasi von Null auf Hundert, alle Trainingseinheiten aufholen, die er in der Woche nicht schaffen konnte. So kickt er wild vor sich hin, läuft und joggt bis zum Umfallen oder versucht im Kraftraum, den Muskelaufbau im Minutentakt zu erfinden.

»Übertraining« ist der überlastete Trainingsprozess, der zum »Übertrainingssyndrom« führen kann. Dabei geraten Belastung und Erholung in ein Missverhältnis. Dies tritt sowohl im Breiten- als auch im Leistungssport auf.

Aber nicht nur der »Wochenendsportler« tappt in die Falle des »Übertrainings«!

Jahrelange körperliche Überforderungen, wie sie im professionellen Sport (insbesondere im Ausdauersport) anzutreffen sind, schwächen das Immunsystem. Des Weiteren kommt es durch immer wiederkehrende Bewegungen (= einseitige Belastung) zum medizinisch bedingten »Verschleißaufbruch«

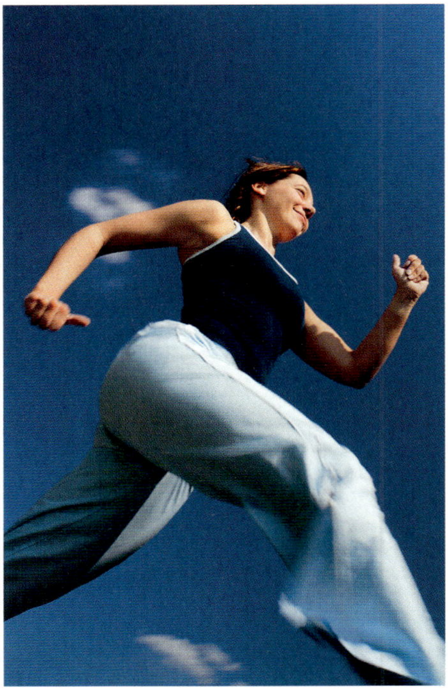

▲ Auf den eigenen Körper hören schützt vor Überlastung.

von Gelenken und Bändern, weit verbreitet vor allem bei Kraftsportlern im Schulterbereich.

Übertraining vermindert Immunfunktion

Übermäßige körperliche Belastungen (Leistungssport), die mit hohen Adrenalin- und Kortisonausschüttungen einhergehen, führen beim Menschen zu einem erhöhten Erholungsbedarf und können das Immunsystem schwächen.

Mäßiger, aber regelmäßiger Sport stärkt das Immunsystem.

Herzinfarkt- und Schlaganfallrisiken vermindern sich um etwa die Hälfte bei einem körperlich aktiven Lebensstil. Körperlich aktive Menschen haben aufgrund einer besseren Immunität weniger Entzündungen der oberen Luftwege als Menschen, die einen bewegungsarmen Lebensstil bevorzugen.

Eine der häufigsten Folgen der »Übertrainingssymptomatik« zeigt sich in Form von entzündlichen Erkrankungen der oberen Luftwege, z.B. Nebenhöhlenentzündungen, Bronchitis.

Übergewichtsprophylaxe:

Kinder und Jugendliche sollten mindestens 1 Stunde pro Tag Sport treiben oder körperlich aktiv sein. Das weckt die Bewegungsfreude und verbrennt Kalorien. Bereits ein tägliches Laufpensum von ca. 30 bis 40 Min. führt zu einer wöchentlichen Verbrennung von 2000 und mehr Kcal.

Ob und wie stark körperliche Belastung zu einem »Übertrainingssyndrom« führt, hängt im Wesentlichen von der Art und Dauer sowie von der Intensität und Häufigkeit des Trainings ab. Darüber hinaus gibt es gesundheitsschädigende Begleitumstände (so genannte »Ko-Faktoren«), die dazu führen, dass der überlastete Organismus anfällig für Entzündungen und andere Erkrankungen wird. Dies können Stressoren im schulischen, familiären oder sozialen Bereich sein (vgl. S. 15).

Sehnenschaden

Die Sehnen sind die Verbindungsglieder zwischen der Muskulatur und den Knochen. Über die Sehnen wird die von der Muskulatur ausgehende Kraft auf den zu bewegenden Knochen übertragen. Sehnen bestehen aus straffem Bindegewebe (Kollagen), wobei die parallel und längs der Zugrichtung verlaufenden kollagenen Fasern überwiegen und die Zugbeanspruchung leisten. Sehnen zeichnen sich deshalb durch eine hohe Zugfestigkeit aus. Sehnen enthalten nur wenige elastische Fasern, so dass sie nur eine geringe Dehnbarkeit aufweisen. Aufgrund der hohen funktionalen Anforderungen sind Sehnen das schwächste und damit am stärksten verletzungsgefährdete Gewebe im Muskel-Sehnen-Knochensystem.

Die Sehnenentzündung, im schlimmsten Fall der Sehnenriss, ereignet sich meist durch eine zu starke körperliche Beanspruchung, wie wir sie bei einem »Übertraining« antreffen.

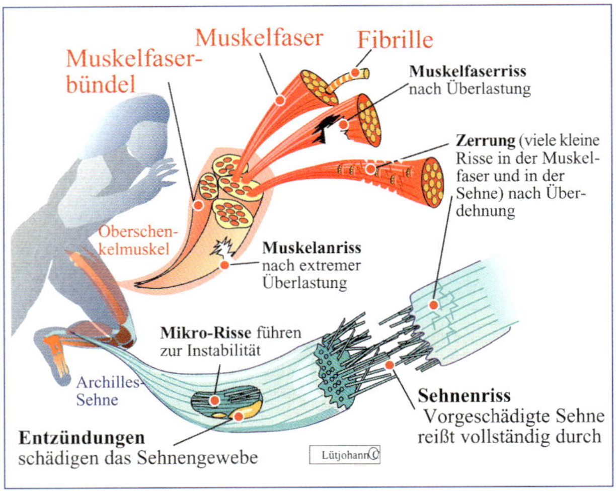

◀ Arten von Verletzungen des Muskel- und Bandapparates

Achtung

Ab dem 25–30. Lebensjahr verliert das Sehnengewebe seine ursprüngliche Zugfestigkeit und Elastizität und wird für Rissverletzungen anfälliger!

Besonders oft sind beim Sportler die Sehnen betroffen, die er beim Training seiner spezifischen Disziplin am meisten belastet, zum Beispiel die Achillessehne, die Beuge- und Strecksehnen am Handgelenk und die Fußhebersehen. Kennzeichnend für eine Sehnenentzündung sind der Belastungsschmerz, ein hörbares und fühlbares Sehnenreiben und die Funktionseinschränkung des zugehörigen Muskels.

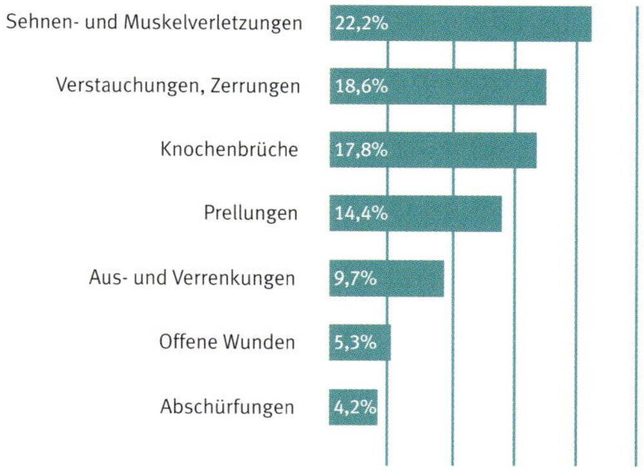

▲ Verletzungsarten beim Sport (Anteile in Prozent)

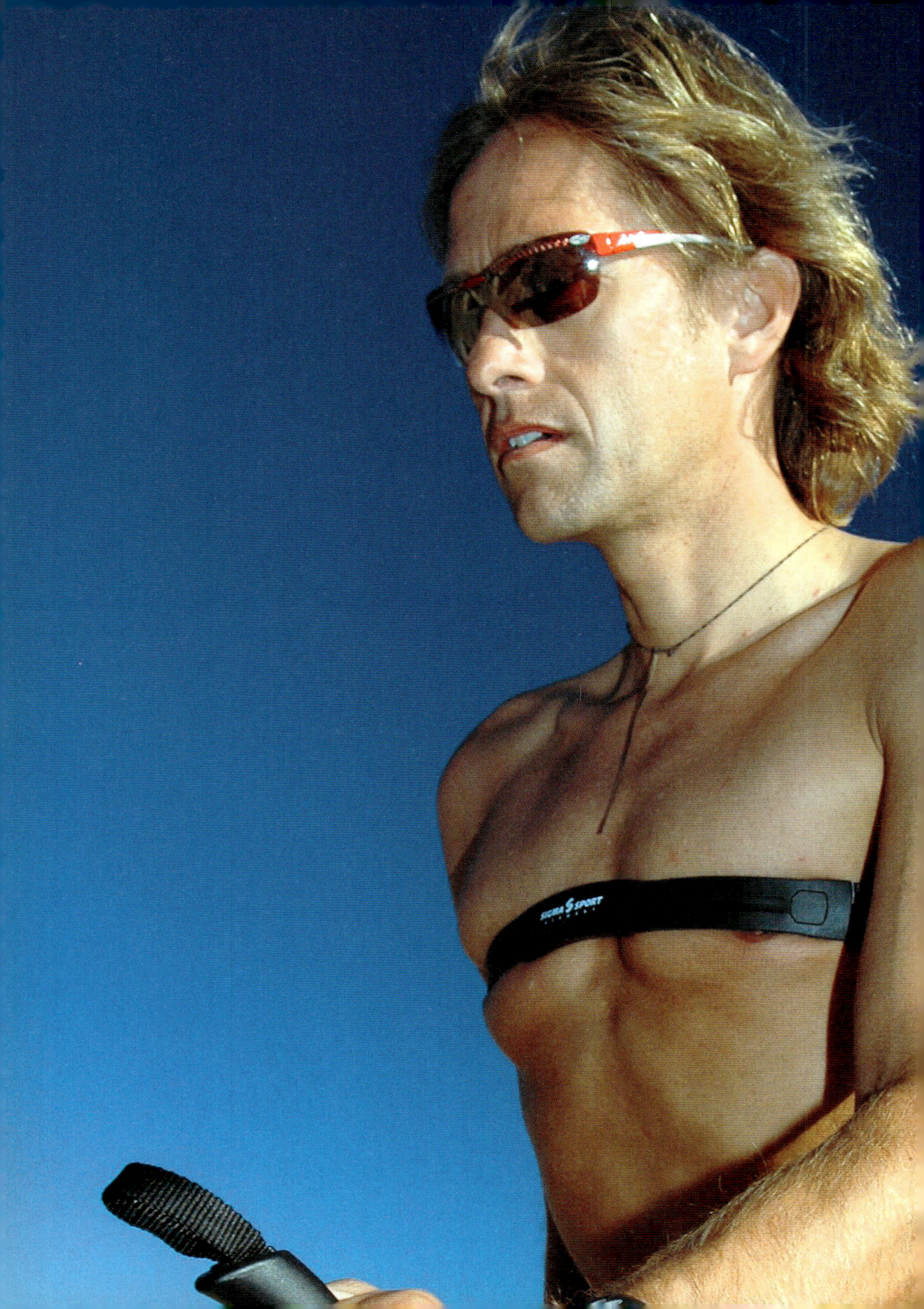
SIGMA SPORT

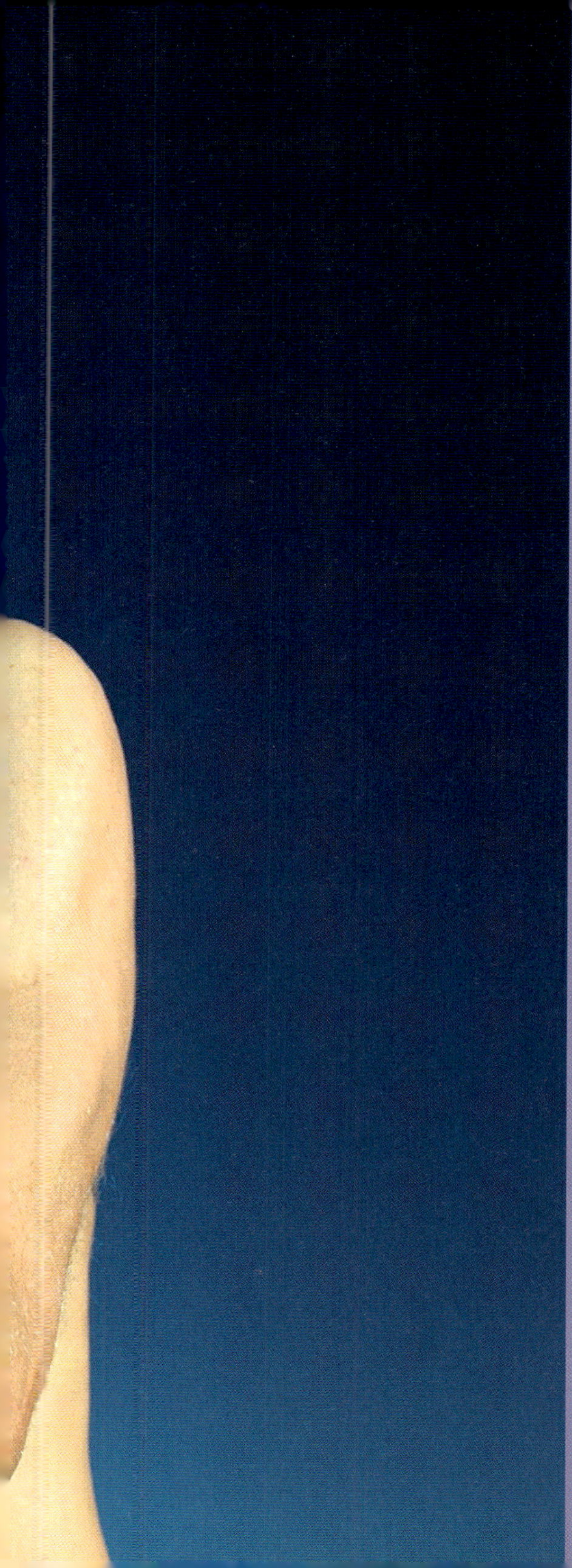

BELASTUNGSINDIKATOR

Beim Training die richtige Balance zwischen Über- und Unterforderung zu finden, setzt Erfahrung voraus. Eine gute Orientierungshilfe liefert unser Körper selbst, indem er uns den richtigen Bereich mit Klopfzeichen anzeigt.

Auf die Körpersignale achten!

Es genügt nicht, den »inneren Schweinehund« zu besiegen, damit wir unserer Gesundheit durch sportliches Training etwas Gutes tun. Wir müssen auch auf unsere inneren Körpersignale achten. Wer trainiert, möchte auch Erfolge sehen. Wir erwarten von unserem Körper, dass er im Alltag reibungslos funktioniert. Meistens reagieren wir erst auf die Körpersignale, wenn Schmerzen und Verspannungen auftreten. Wenn wir Sport treiben, interessiert uns häufig vorrangig das messbare Ergebnis, zum Beispiel, die Länge der zurückgelegten Strecke pro Zeiteinheit oder die Anzahl der Gewichte, die gehoben werden konnten. Diese Haltung führt vor allem bei Anfängern leicht zu einer körperlichen Überforderung.

Merksatz

»Die individuell richtige Belastung ist eine Grundvoraussetzung für ein sinnvolles, effektives und leistungssteigerndes Training!«

Wir müssen darauf achten, dass unsere Leistungsvorgaben auf die individuelle Belastbarkeit abgestimmt werden. Sonst führt das Training nicht zum gewünschten Erfolg, sondern schadet der Gesundheit. Wer auf seine Körpersignale hört, wird praktisch sein eigener Trainer und lernt auf richtige Weise, zum richtigen Zeitpunkt mit der richtigen Intensität und Dauer zu trainieren. Das Erfolgsgeheimnis heißt: Belastungssteuerung!

Das Trainingsprogramm muss auf die individuellen Bedürfnisse des Körpers und seine von Zeit zu Zeit veränderte Belastbarkeit angepasst werden. Starres Abarbeiten eines einmal festgelegten Trainingsplans kann dazu führen, dass die Trainingseffekte verfehlt werden, Leistungssteigerungen ausbleiben. Deshalb muss der Sportler fortwährend seine aktuelle Leistungsfähigkeit und seine aktuelle Tagesform zur Gestaltung des Trainingsprogramms einfließen lassen.

Es gibt viele Warnsignale des Körpers, die leicht zu erkennen sind. Oft werden sie jedoch ignoriert, zum Beispiel der so genannte »banale Schnupfen«. Anstrengendes Training bei beginnendem oder bestehendem Infekt verschlechtert nicht nur den Gesundheitszustand, sondern kann sogar ernsthafte Komplikationen auslösen, wie zum Beispiel Herzmuskelentzündungen und eine längere Trainingspause nach sich ziehen.

Doch wie kann ein Sportler die nicht so offensichtlichen Warnsignale seines Körpers erkennen? Wie sehen diese aus?

Der Puls als Trainingshilfe

Danach gefragt, welches Köperorgan sie während und nach dem Ausdauertraining am meisten spüren, antworten viele: die Lunge. Das ist erst einmal richtig. Über die Lunge versucht der Körper vermehrt Sauerstoff aufzunehmen der ins Blut gelangt. Kurzatmigkeit ist deshalb auch ein typisches Zeichen für Übertraining. Wenn man aber genauer in sich »hineinhört«, dann spürt man vor allem, wie der Motor unseres Organismus, das Herz, den Sauerstoff mit dem Blut in die Körperzellen verteilt. Es pocht, es schlägt in der Brust. Diese Herzaktivität wird »variabler Herzschlag« genannt.

Jeder Mensch hat eine individuelle Ausprägung der Herzfrequenzvariabilität, die von Alter, Geschlecht und genetischen Anlagen bestimmt wird. Regelmäßiges und ausgewogenes Training führt dazu, dass die »variable Herzaktivität« zunimmt. Dies gilt vor allem für Aktivitäten mit hoher Herz-Kreislaufbelastung wie zum Beispiel Ausdauersport.

Wer als Sportler auf die Herzfrequenz achtet und den Rhythmus des Herzschlags regelmäßig kontrolliert, kann auch seine individuelle Abstimmung der einzelnen Trainingseinheiten verbessern. Er bekommt ein besseres »Gefühl« für die zeitliche Abfolge zwischen Training und Regeneration. Dadurch werden Überforderungen rechtzeitig erkannt und vermieden. Eine Garantie für stetige Leistungssteigerung.

Merksatz

»Bei verbesserter Fitness nimmt die Variabilität in der Herzschlagfolge zu!«

Pulsmessung

Der Puls gibt an, wie hoch die Trainingsbelastung von Herz- und Kreislauf ist. Der Puls wird an Körperstellen gemessen, an denen eine Arterie unter der Haut- beziehungsweise im Unterhautgewebe fühlbar ist. Zum Beispiel am Handgelenk oder am Hals. Der Puls kann ganz unkompliziert gemessen werden: einfach Zeige- und Mittelfinger auf eine fühlbare Arterie legen. Dann mit einer Stoppuhr 60 Sekunden lang den Pulsschlag fühlen. Das Ergebnis ergibt den Puls pro Minute.

Um den richtigen Trainingspuls herauszufinden, gibt es folgende grobe Faustregel: 180 minus Lebensalter mit einer Toleranz von 10 Schlägen. Alternativ kann der Puls auch mit einem Pulsmessgerät gemessen werden. Das ist besonders für Anfänger sinnvoll, da

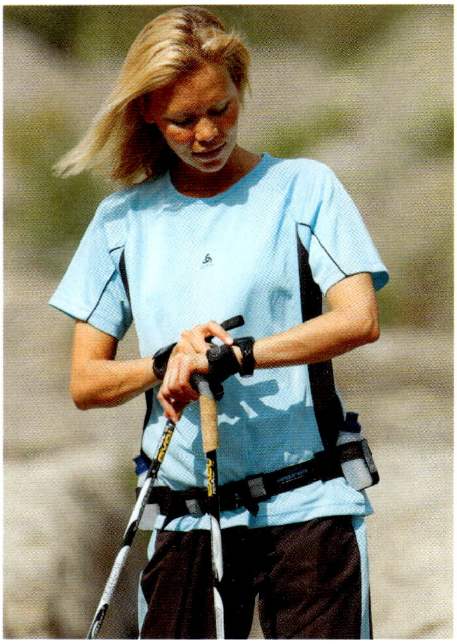

▲ Die Pulsmessung hilft, die richtige Trainingsintensität zu finden.

Merksatz

»Gleiche Trainingsbelastungen führen beim Untrainierten zu einer höheren Beanspruchung als beim Trainierten!«

ihnen häufig das Körpergefühl für das Laufen fehlt und sie sich überschätzen. Von einem Brustgurt werden die Messwerte per Funk an eine spezielle Pulsuhr am Armgelenk gesendet. So kann man jederzeit seinen Puls ablesen. Wer seine Pulsfenster kennt, kann diese Werte in das Pulsmessgerät speichern. Sobald Zielwerte überschritten werden, ertönt ein Warnsignal.

Erfahrene Sportler brauchen weder Stoppuhr noch Pulsmessgerät. Sie können aus Erfahrung sofort spüren, ob sie sich im Training innerhalb des jeweiligen Pulsfrequenzbandes befinden.

Mit einem guten Gefühl trainieren!

Sporttreiben kann die Körperwahrnehmung nicht nur entwickeln, sondern auch verbessern und erhalten. Umgekehrt kann eine gute Körperwahrnehmung sportliche Handlungen optimieren, denn sie wirkt sich positiv auf Gleichgewichtssinn und Koordination aus. Dadurch, dass Bewegungen ökonomischer und effizienter ausgeführt werden, wird der Körper vor Verletzungen durch Über- und Fehlbelastung geschützt.

Je größer die Motivation ist, Sport zu treiben, umso gelungener wird das Training sein. Umgekehrt zieht man sich Verletzungen häufig an den Tagen zu, an denen man wenig motiviert oder lustlos Sport treibt. Ein gutes Gefühl für den eigenen Körper ist die Grundlage für das Fühlen von Bewegungsabläufen. Körperwahrnehmung kann so den Genuss am Sport verbessern. Die Bewegung fühlt sich dann »stimmiger« an, harmonischer, genauer, elastischer, rhythmischer.

Wenn Sie als Anfänger beim Training bereits nach 15 Minuten k.o. sind, ärgern Sie sich nicht. Hören Sie auf Ihren Körper, nehmen Sie Müdigkeit und Erschöpfung ernst. Das hilft Ihnen, Ihr individuelles Maß an Trainings- und Erholungsphasen herauszufinden. Denn wenn der »Kopf« wieder trainieren will, heißt das noch lange nicht, dass der »Körper« auch dafür bereit ist.

Nach reizwirksamen Trainingsbelastungen benötigen die beanspruchten Funktionssysteme unterschiedlich lange Zeiträume zur Wiederherstellung. So wird beispielsweise das Ausgangsniveau beim Kreatinphosphat in drei Minuten und beim Muskelglykogen erst nach mehreren Tagen Regeneration erreicht. Die Regeneration der Muskelproteine, die am Kontraktionsvorgang beteiligt sind, kann sogar Wochen dauern.

Achtung

Nur wer sich wirklich gut fühlt, als »Ganzes«, kann Spitzenleistungen zum exakt richtigen Zeitpunkt abrufen. Denn daran sind nicht nur die Muskeln, sondern auch der Kopf, das Herz, die Lunge, die Psyche und das Immunsystem beteiligt. Alle diese »Systeme« hängen zusammen, sind voneinander abhängig und müssen deshalb optimal zusammenspielen. Genau das ist es, was man mit »gefühltem« Training üben kann.

Damit wir nach einem Trainingprozess nicht tagelang warten müssen, bis wir uns sportlich wieder betätigen können, hilft ein »Trainingsmix«. Im Kraftsport kann das bedeuten, dass nach einem Training der Oberarmmuskulatur erst einmal die Beinmuskulatur trainiert wird. Und umgekehrt, dass ein Läufer nach dem Lauftraining auch seine Körpermuskulatur trainiert. Es ist genau diese Kunst, im Training herauszufinden, welchen »Trainingsmix« Ihr Körper braucht, um sein Wohlbefinden herzustellen, das zu optimaler Leistung führt.

Die »innere Uhr«

Wer beim Training auf seine »innere Uhr« hört, kann effektiver trainieren. Deshalb ist es wichtig, auch für das Training auf seine »innere Uhr« zu hören. Nicht zu jeder Zeit ist unser Körper in der Lage, seine volle Leistung zu bringen. Jeder von uns hat einen individuellen biologischen Rhythmus. Der eine ist ein Morgenmuffel, der andere ein Frühaufsteher, der Nächste ein Mittagsschläfer.

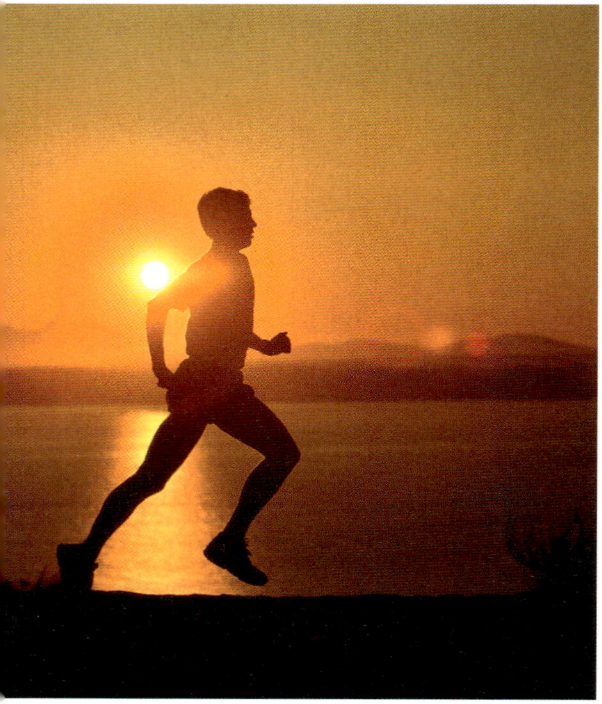

▲ Die beste Trainingszeit kann individuell variieren.

Viele biologische Prozesse unseres Körpers werden von dieser »inneren Uhr« gesteuert. Dazu zählen zum Beispiel Körpertemperatur, Blutdruck, Herzfrequenz und Hormonausschüttung. Sie alle unterliegen natürlichen, wiederkehrenden Schwankungen, die einem Zyklus von ungefähr einer Tageslänge folgen und daher auch »zirkadiane Rhythmen« genannt werden.

Morgens befindet sich der Körper noch im »Stand-by-Modus«. Puls und Blutdruck steigen erst allmählich, die Gelenke sind noch »steif«, die Lunge arbeitet auf Sparflamme. Wer jetzt trainieren will, sollte sich besonders gründlich aufwärmen und auf belastende Übungen verzichten, um Verletzungen zu vermeiden.

Bis zum Mittag erreichen Adrenalin und Kortisonspiegel ebenso wie die Körpertemperatur ihren Höhepunkt. Die Sauerstoffversorgung des Organismus befindet sich auf optimalem Niveau. Der Körper ist bereit für ein »normales« Ausdauertraining.

Am Nachmittag flacht die körperliche Leistungsfähigkeit wieder ab. Nach dem Mittagessen ist der Körper mit der Verdauung beschäftigt. Der Körper braucht eine Pause. Nicht umsonst ereignen sich die meisten Unfälle nachmittags.

Die optimale Trainingszeit liegt für manche Menschen am Spätnachmittag (etwa ab 17.00 Uhr) und am frühen Abend. In diesem Tagesabschnitt bringt ein Ausdauertraining zudem die größten Effekte. Denn Bänder und Muskeln arbeiten jetzt hervorragend. Die Kraft, Flexibilität und der Zuwachs der Muskeln ist in dieser Phase am höchsten.

Merksatz

»Im Zweifel gilt – immer auf den eigenen Körper hören, um den richtigen Rhythmus zu finden.«

Der spätere Abend eignet sich ebenfalls noch gut, um Sport zu treiben. Mit fortschreitender Zeit sollte jedoch die Intensität abnehmen, da sich der Körper allmählich auf seine Ruhephase vorbereitet.

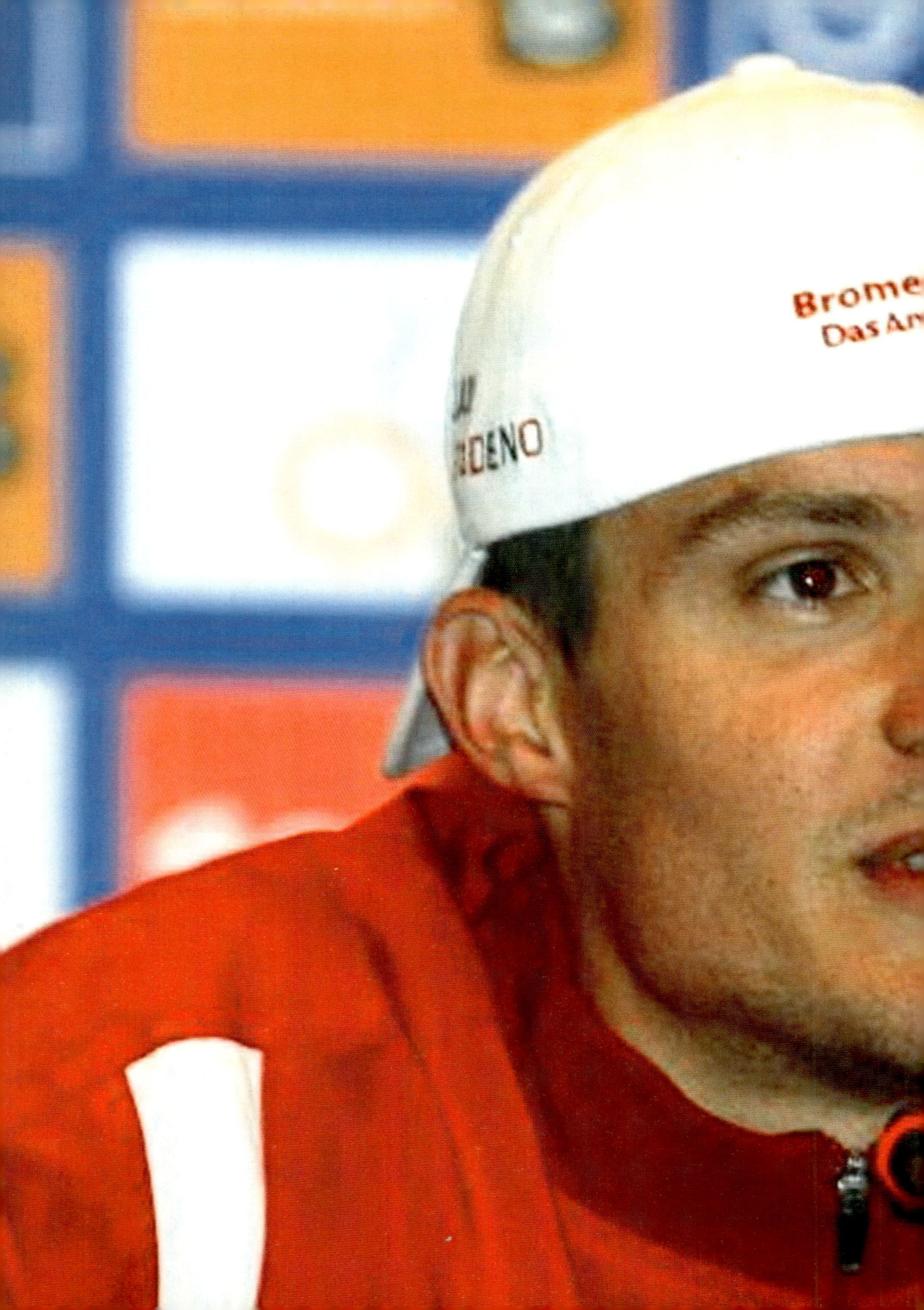
Brome
Das Ar
DENO

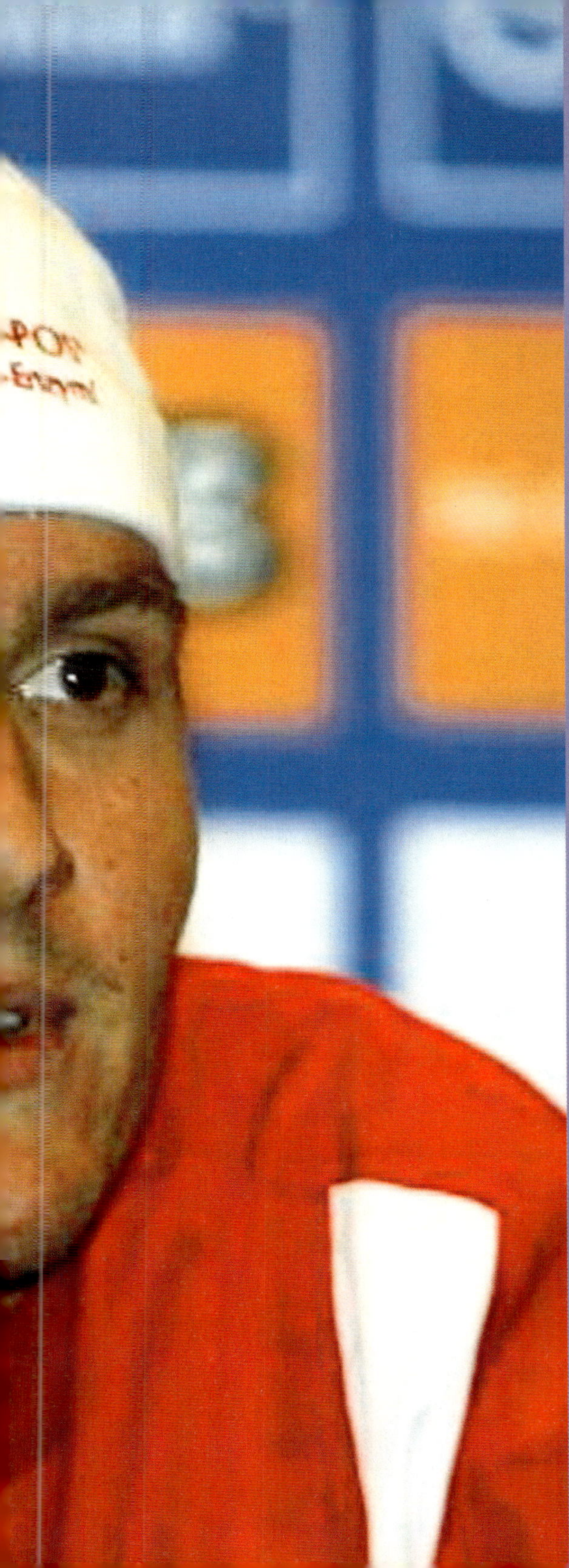

ENZYMTHERAPIE

Alle Sportverletzungen haben eine Gemeinsamkeit. Im verletzten Gewebe kommt es zu einer lokalen Entzündungsreaktion, die mit einer Schwellung einhergeht. Die Schwellung erzeugt Druckschmerz und schränkt die Beweglichkeit ein. Sie zu beseitigen ist daher vordringliches Therapieziel.

Basiswissen über Ananasenzyme

Natürlich stimmt die Volksweisheit, dass es gesund ist, regelmäßig frische pflanzliche Nahrungsmittel (Obst, Gemüse und Getreide) zu sich zu nehmen. Da Bromelain aus dem Stängel und der Frucht der Ananas gewonnen wird, könnte man sich vorstellen, dass es nicht unbedingt notwenig ist, dieses Enzym als Arzneimittel einzunehmen. Könnte es unter Umständen nicht auch genügen, eine frische Ananas zu essen?

Aber Achtung: Der Verzehr von Ananas als Frucht ist nicht geeignet, das darin enthaltene Enzym Bromelain in therapeutisch relevanten Mengen aufzunehmen. Die Bromelain-Konzentration in der Ananasfrucht ist zu gering. Ferner ist das Enzym sehr labil und verliert mit zunehmender Dauer nach dem Ernten an Aktivität.

Der größte Teil der Enzyme, die wir mit der Nahrung aufnehmen, wird durch die Magensäure zerstört bzw. inaktiviert. Therapeutisch verordnete pflanzliche Enzyme (Arzneimittel, z. B. Bromelain, Papain) müssen daher geschützt werden, um die Aktivität nicht zu verlieren. Enzyme in Tablettenform (= Arzneimittel) sind von einem magensaftresistenten Schutzfilm umgeben. Dieser verhindert, dass sie im Magen inaktiviert beziehungsweise abgebaut werden. Erst im Dünndarm werden die Enzyme vom menschlichen Gewebe aktiv in die Blutbahn aufgenommen. Dadurch können sie im gesamten Organismus wirken und an die Stellen gelangen, wo sie ihre Wirkung entfalten sollen (z. B. in Entzündungsherden, Schwellungen, Blutergüssen).

Und wenn doch etwas passiert: Das Ananasenzym Bromelain könnte helfen!

Der Mensch machte sich die Wirkung pflanzlicher Enzyme bereits seit Jahrtausenden zu Nutze, ohne sie erklären zu können. Er nutzte sie seit jeher zur Herstellung von Käse und Brot sowie von Bier und Wein. Er beobachtete insbesondere die durch Enzyme ausgelöste Gärung und nannte diesen Prozess auf lateinisch »fermentum«. Der Begriff »Fermente« wurde bis ins 20. Jahrhundert verwendet, danach erfolgte die Neubenennung der Substanzen als »Enzyme«.

Die wissenschaftliche Untersuchung der pflanzlichen Enzyme begann im 18. Jahrhundert. Im Jahr 1833 entdeckte und beschrieb der französische Chemiker Anselme Payen die Diastase, das erste Enzym überhaupt. Inzwischen kennen wir ca. 3000 Enzyme, ungefähr 5 % wurden bisher isoliert und hinreichend untersucht.

Enzyme wirken im Organismus als so genannte Katalysatoren, das heißt, sie können Stoffwechselprozesse einleiten oder abbrechen, beschleunigen oder reduzieren. Sie sind im Pflanzen- und Tierreich weit verbreitet. Während tierische Enzyme (z. B. Trypsin) in der Regel ein Wirkungsoptimum im basischen Bereich (um pH 8) haben, liegt das Wirkungsoptimum der pflanzlichen Enzyme (z. B. Bromelain) eher im sauren Bereich (um pH 6–8). Dies könnte therapeutisch vorteilhaft sein, da Entzündungen sich meist im sauren Milieu abspielen.

Aus diesem Grunde sind bei entzündlich bedingten Erkrankungen pflanzliche Enzyme zu bevorzugen. Die Aktivität der Enzyme wird unterstützt und verstärkt durch so genannte »Co-Enzyme«, wie beispielsweise Vitamine und Spurenelemente. Eine Mineralstoffzugabe (sauer oder basisch) könnte zur Einstellung des pH-Wertes und damit zur Optimierung der Enzymaktivität beitragen.

Bromelain ist ein pflanzliches Enzym, das aus der Ananas gewonnen wird. Es handelt sich demnach um ein Pflanzenpräparat (= Phytopharmakon). Es hilft, die körpereigene Produktion des entzündungshemmenden Prostaglandins E1 anzuregen. Dies ist wichtig, um Entzündungen aller Art und Schwellungen im Körper schneller abbauen zu können. Durch seine entzündungshemmenden und abschwellenden Eigenschaften kann es insbesondere zur Aktivierung von Heilungsprozessen bei Sportverletzungen verabreicht werden.

Bromelain ist ein Arzneimittel. Damit unterliegt es einer behördlichen Überwachung, die einen Beleg von Qualität, Unbedenklichkeit und Wirksamkeit zur Zulassung voraussetzt. Bromelain als Arzneimittel ist nur in Apotheken erhältlich.

Ananas-Enzyme fördern die Heilung bei Sportverletzungen

Bei den meisten Sportverletzungen handelt es sich um Prellungen, Verstauchungen, Zerrungen oder andere Verletzungen des Bewegungsapparates, die mit schmerzhaften, oft entzündlichen Schwellungen und blauen Flecken (= Hämatomen) einhergehen. Zur Behandlung derartiger Sportverletzungen gibt es verschiedene Ansätze. Nach der so genannten PECH-Regel (Pause, Eis, Compression, Hochlagerung) sollte die betroffene Region direkt nach einer Verletzung beziehungsweise nach einem Unfall mit Eisbeuteln oder Kältespray gekühlt und möglichst hoch gelagert werden. Um den Schmerz zu lindern, können Schmerzmittel eingesetzt werden, sollten aber aufgrund der Vielzahl ihrer möglichen Nebenwirkungen vorsichtig dosiert werden.

Achtung

P E C H-Regel

P – Pause = Schmerzlinderung

E – Eiskühlung = Entzündungsminderung, Schmerzlinderung

C – Compression = Schwellungsminderung

H – Hochlagerung = Schwellungsminderung

»Der Heilungsprozess von Sportverletzungen kann durch eine Enzymtherapie mit Bromelain optimiert und beschleunigt werden«, so, Dr. Klaus Steinbach, früherer NOK-Präsident, Facharzt für Orthopädie, Sport- und Rehabilitationsmedizin, der sich als Beiratsmitglied in der »Initiative Bromelain« engagiert. Diese Initiative informiert über die Enzymtherapie und ihre Anwendungsgebiete (**www.bromelain.de**).

Für Bromelain sind entzündungshemmende und abschwellende Wirkungen experimentell und durch Studien belegt. Das Enzym spaltet Eiweiße (z. B. Wachstumsfaktoren und Zytokine, die den Entzündungsprozess auslösen und aufrechterhalten) und abgestorbene Zellen (so genannte Zelltrümmer), die bei jeder Art von Verletzung entstehen und Entzündungen und Schwellungen hervorrufen. Der Abbau von entzündetem Gewebe und die Regeneration von Zellen werden durch die Wirkung von Bromelain unterstützt. Dies lässt den Heilungsprozess beschleunigt ablaufen und sorgt dafür, dass Verletzungen schnell und ohne Komplikationen ausheilen.

Um die Leistung von Enzymen vergleichen zu können, reicht deren Gewichtsangabe pro Tablette nicht aus.

Nicht das Gewicht in Milligramm ist ausschlaggebend, sondern die Aktivität der Enzyme. Sie wird in F.I.P.-Einheiten gemessen. Diese Maßeinheit wurde von der Internationalen Pharmazeutischen Vereinigung (Fédération Internationale de Pharmaceutique) eingeführt und bestimmt die biologische Aktivität eines Enzyms. Daher hat man sich auf eine Standardmessung der Enzymaktivität geeinigt, die in F.I.P.-Einheiten (Fédération Internationale Pharmaceutique) ausgedrückt wird.

Die F.I.P.-Einheiten geben die enzymatische Aktivität an. Je höher der Gehalt an F.I.P.–Einheiten ist, desto mehr wirksame Enzymeinheiten sind im Präparat enthalten. Nur wenn der Gehalt an F.I.P.-Einheiten unterschiedlicher Präparate bekannt ist, können sie miteinander verglichen werden. Dies ist eine entscheidende Voraussetzung für die Dosierbarkeit. Eine F.I.P.-Einheit entspricht der Enzymmenge, die in einer Minute unter Standardbedingungen im Organismus eine gewisse Substratmenge umsetzt.

Was ist bei der Einnahme von Enzymen als Arzneimittel zu beachten?

Die Einnahme sollte zuverlässig nüchtern, ca. 1 Stunde vor, beziehungsweise 1 Stunde nach der Nahrungsaufnahme erfolgen, da dadurch eine optimale Aufnahme durch den Darm (= Resorption) möglich ist. Wichtig ist demnach, dass die Einnahme immer außerhalb der Mahlzeiten erfolgt!

Fünfzig Jahre Bromelainforschung

Von der Frucht zum Enzym

Die Geschichte der Bromelainforschung ist auch die Geschichte der Ananas *(Ananas comosus)*: Das Wort »Ananas« entstammt der Sprache der südamerikanischen Guarnai-Indianer, die der Frucht den Namen *naná* gaben. Der Begriff *»comosus«* stammt aus dem Lateinischen und bedeutet übersetzt, *»schopfig«*, was auf den Blattschopf am oberen Ende des Fruchtstandes anspielt.

Die Karriere der Ananas in Europa begann mit einem einschneidenden historischen Ereignis, der Entdeckung Amerikas durch Christoph Columbus. Von seiner ersten Amerikareise brachte er 1493 die Ananas aus Guadeloupe an den spanischen Königshof. Fortan trat sie als exotische Frucht ihren Siegeszug durch die Herrscherhäuser der Welt an. Heutzutage ist sie in unserem Kulturkreis an vielen Obstständen zu kaufen.

Ihren Ursprung hat die Ananas im Mato-Grosso-Gebiet am brasilianischen Amazonas. Das Wissen um die therapeutische Wirksamkeit der Ananas war den Ureinwohnern der Karibik und Südamerikas schon viele Jahrhunderte vor ihrem Kontakt mit den europäischen Völkern bekannt.

In Lateinamerika wird die Ananas seit jeher unter anderem bei Erkältungen und Entzündungen aller Art, Appetitlosigkeit, Blähungen, Verstopfung, Darmparasiten, Krampfadern sowie zur Anregung der Wundheilung und zur Behandlung von gut- und bösartigen Tumoren therapeutisch verabreicht.

Warum die Ananas, auf Wunden aufgetragen, als Saft getrunken oder als Frucht gegessen eine heilende Wirkung hat, wurde erst viel später entdeckt.

Bromelain: Sportmedizinischer Alleskönner!?

Als Geburtsstunde der Bromelainforschung gilt das Jahr 1957. Während im Weltraum das technologische Wettrennen der Supermächte mit dem Start des sowjetischen Satelliten Sputnik in eine neue Phase trat, gelang es amerikanischen und japanischen Wissenschaftlern erstmals, das Enzym Bromelain in größeren Mengen für die medizinische und wirtschaftliche Nutzung aus dem Stängel der Ananas zu isolieren.

Daraufhin wurden in den USA, Japan und Europa umfangreiche pharmakologische *in-vitro* und *in-vivo* Forschungen initiiert. Im Gefolge dieser Untersuchungen konnten insbesondere die entzündungshemmenden (antiinflammatorischen) und abschwellenden (antiödematösen) Effekte von Bromelain nachgewiesen werden, so dass auch die Medizin die therapeutischen Einsatzmöglichkeiten erkannte.

Viel versprechende therapeutische Wirkungen von Bromelain wurden ab 1960 beschrieben, vor allem nach operativen Eingriffen in der Mund-, Kiefer- und Gesichtschirurgie. In diesem Indikationsbereich hat sich Bromelain bis heute als wirksam erwiesen zur Reduktion von Schwellungen und Blutergüssen, die nahezu zwangsläufig nach kieferchirurgischen Eingriffen auftreten.

Eine weitere viel versprechende Wirkung von Bromelain entdeckten HNO-Mediziner gegen Ende der 60er-Jahre. Sie untersuchten die Anwendung dieses pflanzlichen Enzyms bei akuten Nebenhöhlenentzündungen (Sinusitiden). Dabei zeigte sich, dass insbesondere die Schwellung der Schleimhaut im Nasen- und Nebenhöhlenbereich durch Bromelain signifikant und schneller reduziert werden kann und Patienten bereits nach wenigen Tagen symptomfrei sind.

In den 60er-Jahren wurden auch in der Sportmedizin erste Studien zur Wirksamkeit von Bromelain durchgeführt. Das vorrangige Interesse der Sportmedizin am Einsatz von Bromelain liegt nach wie vor in der Akuttherapie von stumpfen Sportverletzungen mit Schwellung und Hämatom. Die Gabe von Bromelain verbessert deren Rückbildung schnell und effektiv und hat zudem nur selten geringfügige Nebenwirkungen, z. B. Blähungen, Bauchschmerzen. Daher verwenden Sportmediziner Bromelain heute bevorzugt als Alternative zu herkömmlichen schmerz- und entzündungshemmenden Medikamenten (Analgetika bzw. nichtsteroidalen Antirheumatika, NSAR).

Achtung

Sehr selten können bei bekannter Ananasunverträglichkeit allergische Reaktionen nach der Einnahme von Bromelain auftreten. In diesen Fällen sollte Bromelain nicht verabreicht werden!

Bromelain verkürzt bei Prellungen und Entzündungen die Heilungsdauer um bis zu 50 % gegenüber herkömmlichen Behandlungsmethoden. Dies bedeutet, dass eine sportliche Aktivität bzw. das Training bereits nach deutlich kürzerer Zeit wieder aufgenommen werden kann.

Aktuell wird in der Sportmedizin die prophylaktische Gabe des pflanzlichen Enzyms Bromelain diskutiert. Die vorbeugende Wirkung dieses Enzyms sollte diesbezüglich verletzungsbedingte Schwellungen, Blutergüsse bzw. Stauchungen oder Prellungen mildern bzw. verhindern. Auch Überlastungserscheinungen (z. B. nach intensiven Trainings- oder Wettkampfleistungen) könnte eventuell vorgebeugt werden. Sportler verletzungsintensiver Kontaktsportarten wie Eishockey oder Fußball, aber auch Ausdauersportler wie Triathleten, verwenden Bromelain bereits zur erfolgreichen Prävention von sportarttypischen Verletzungen.

Seit den 70er-Jahren wird die gesundheitsfördernde Wirkung von Bromelain auf das Herz-Kreislauf-System sowie auf Stoffwechselstörungen, z. B. Diabetes mellitus (Blutzuckerstörung) oder Lipidämie (Fettstoffwechselstörungen), intensiv erforscht. Erste experimentelle Daten deuten darauf hin, dass durch Bromelain kalk- bzw. fetthaltige Ablagerungen an Gefäßwänden (Arterien, Venen) verhindert bzw. aufgelöst werden könnten. Amerikanische Forscher untersuchen derzeit, ob die entzündungshemmende Wirkung des Enzyms bei Hautverbrennungen dritten Grades den Wundheilungsprozess beschleunigt und ob eine Narbenbildung verhindert bzw. reduziert werden kann.

Enzymtherapie

In der evidenzbasierten (= wirksamkeitsgeprüften) komplementärmedizinischen Behandlung von Krebspatienten/-innen gehören eiweißspaltende Enzyme inzwischen zum Standardprogramm. Zu dieser komplementären Therapieform liegen gut dokumentierte Anwendungsbeobachtungen vor, die einen Einfluss auf die Immunitätslage und Lebensqualität von Krebspatienten aufzeigen.

Diese Daten fanden wissenschaftliche Bestätigung in klinischen Studien, die Unbedenklichkeit und Wirksamkeit aufzeigten. Die eine Standardtherapie begleitende Gabe eiweißspaltender Enzyme bewirkte bei Brust-, Darm-, Lungenkrebs und Plasmozytompatienten/-innen eine signifikant verbesserte Lebensqualität durch Reduktion von Nebenwirkungen der Chemo-/Strahlentherapie.

Viel hilft nicht immer viel!

Steigert sich die Wirkung pflanzlicher Präparate mit der Höhe der Dosis, die man einnimmt?

Erst einmal die gute Nachricht: Eine gesundheitsschädigende Überdosierung von Bromelain ist bislang nicht aufgetreten, beziehungsweise nicht durch Literatur belegt.

Allerdings werden mit den Wirkstoffen pflanzlicher Präparate auch Hilfsstoffe, zum Beispiel färbende Bestandteile oder Füllstoffe wie Lactose, in größerem Umfang mit eingenommen und können unangenehme Begleiterscheinungen wie Allergien, Durchfall und Magenschmerzen auslösen.

Wie kann man den individuellen Tagesbedarf feststellen? Woher weiß man, wie viele F.I.P.-Einheiten optimal wirken?

In der Regel reichen 2 Tabletten mit jeweils 500 F.I.P.-Einheiten pro Tag, um einen sportmedizinisch ausreichenden Wirkspiegel im Blut zu erreichen. Im Leistungssport werden die Ananasenzyme vor intensiven Trainingseinheiten oder vor Wettkämpfen prophylaktisch auch in deutlich höherer Dosierung eingesetzt, um eine schnellere Regeneration zu ermöglichen oder im Falle einer Verletzung eine sofortige Wirkung zu gewährleisten.

Die Einnahme muss nüchtern erfolgen, es sollte eine Stunde vorher und eine Stunde nachher keine Nahrungsaufnahme stattfinden. Bromelain wird schnell aufgenommen (resorbiert). Bereits 30 Minuten nach der Einnahme kann die Substanz im Blut nachgewiesen werden.

Aus naturheilkundlicher Sicht wird behauptet: »Der Organismus nutzt nur die Menge an Enzymen, die er für einen Heilungsprozess braucht!«. Deshalb ist es nicht möglich, den Heilungsprozess durch eine Dosierung, die über den Bedarf des Organismus hinausgeht, zu beschleunigen.

Wer sollte vor der Einnahme von Bromelain Expertenrat einholen?

Jeder weiß, dass die Einnahme von Medikamenten mit erhofften Wirkungen sowie mit Nebenwirkungen einhergehen kann. Dies trifft auch für die Einnahme von pflanzlichen Enzymen (z.B. Bromelain) zu, denn die Stärken des Enzyms können auch seine Schwächen sein.

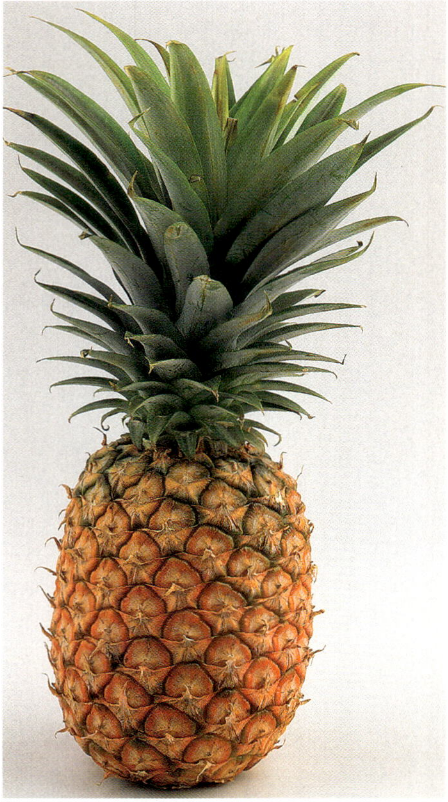

▲ Die Ananas – nicht nur Bestandteil unserer Nahrung.

Für Menschen, die unter Allergien leiden, ist bei Einnahme von pflanzlichen Arzneimitteln immer Vorsicht geboten. Im Handel befindet sich Bromelain als Monopräparat oder in Kombination mit anderen eiweißspaltenden Enzymen oder anderen pflanzlichen Wirkstoffen.

Da Bromelain die für die Blutgerinnung mitverantwortlichen Eiweiße (z.B. Prothrombin, Thrombin) inaktivieren kann, könnte es die Wirkung von blutgerinnungshemmenden Arzneimitteln verstärken. Daher sollte eine Verabreichung von Bromelain nicht erfolgen bei Menschen, die an einer angeborenen oder an einer erworbenen Gerinnungsstörung (Hämophilie z.B. im Gefolge von fortgeschrittenen Leber- oder Nierenschäden) leiden. Auch die gleichzeitige Einnahme mit gerinnungshemmenden Medikamenten (z.B. Marcumar oder Ticlopidin) sollte vermieden werden. Wegen der blutgerinnungshemmenden Wirkung sollten Enzympräparate mindestens 48 Stunden vor großen Operationen abgesetzt werden. Nach einem größeren operativen Eingriff sollte der Beginn beziehungsweise die Wiedereinnahme von Enzympräparaten unbedingt mit dem Operateur abgesprochen werden. Stellt der Operateur fest, dass die Blutstillung gesichert ist beziehungsweise dass keine anderen Kontraindikationen bestehen, können die Enzyme erneut eingenommen werden. In diesen Fällen können sie unter anderem die Wundheilung beschleunigen, Schwellungen und Blutergüsse reduzieren beziehungsweise verhindern und vor Entzündungen schützen. Bei kleineren Eingriffen oder Operationen, bei welchen nur ein geringer Blutverlust zu erwarten ist, kann eine Einnahme im Vorfeld des Eingriffs (z. B. 48 Stunden vorher) sinnvoll sein.

Nach der Einnahme von bromelainhaltigen Zubereitungen kann es zu Magenunverträglichkeiten, Blähungen oder Durchfall kommen. Dies liegt allerdings meist an der Nichtbeachtung der Einnahmevorschriften.

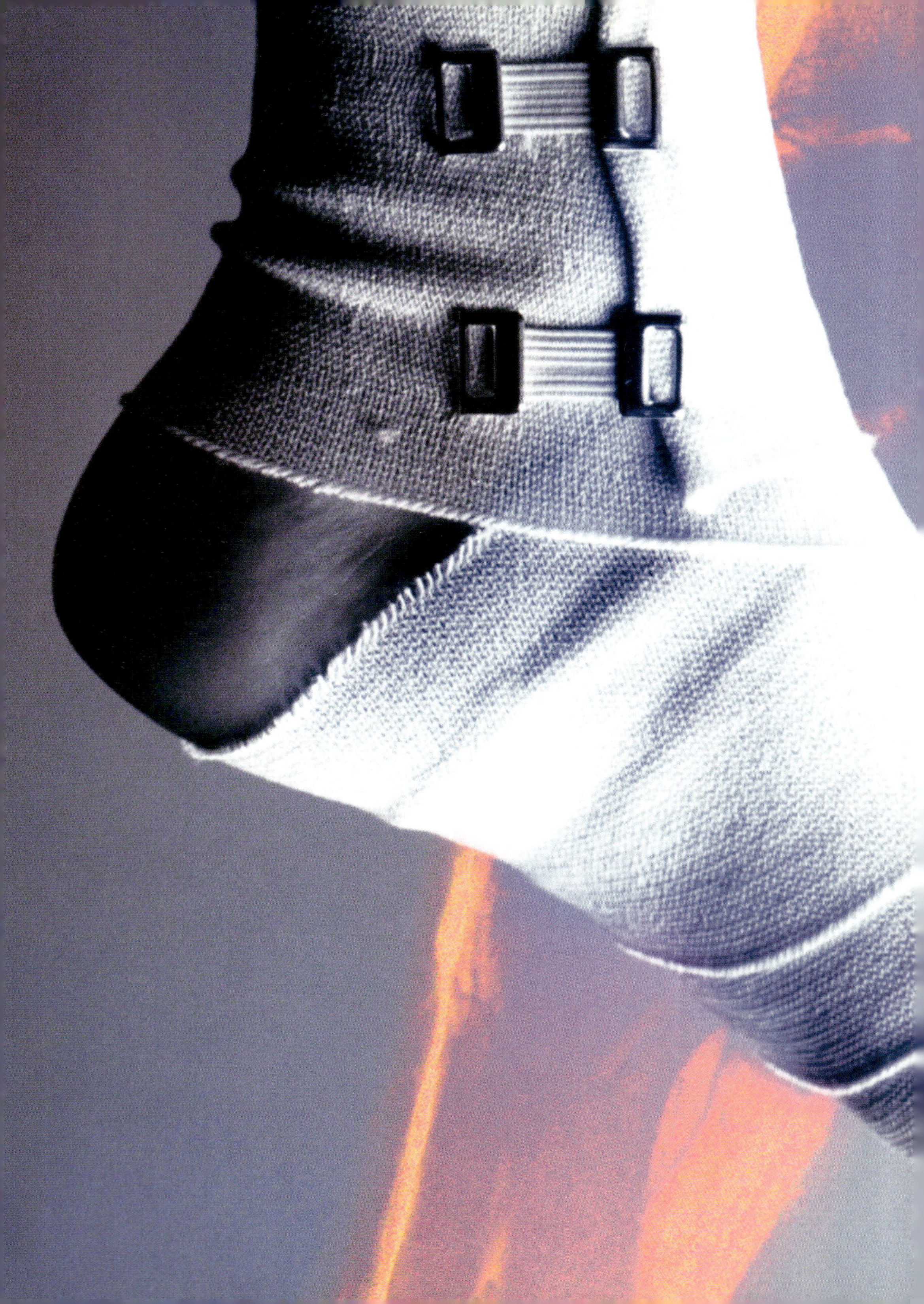

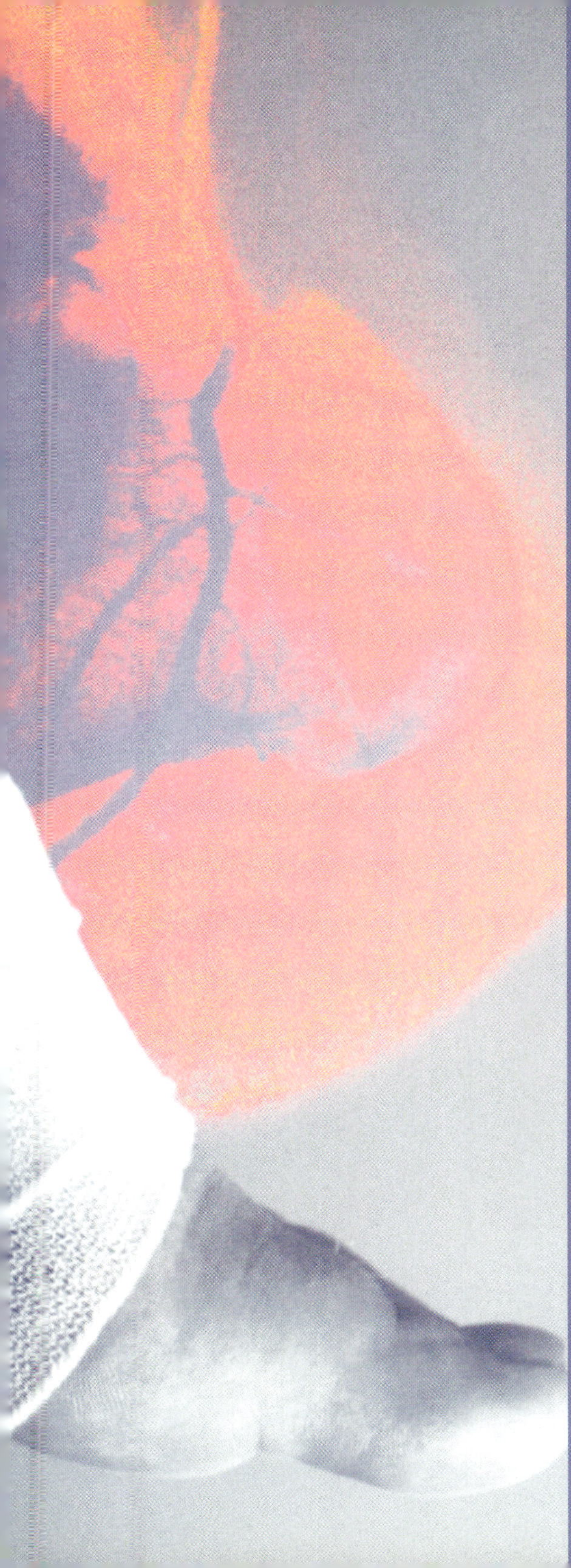

FAZIT

Die Beachtung einiger Grundsätze machen den Sport zu einem enorm wertvollen Werkzeug zur Gesundheitsvorsorge, zum Stressabbau und zum Erreichen eines Zustandes der inneren Zufriedenheit.

Sportverletzungen – Tipps zur Vermeidung und Nachsorge

Sollte »Yoga« als olympische Disziplin zugelassen werden, wäre dies die einzige »Sportart«, die überwiegend verletzungsfrei durchgeführt werden kann. Denn egal ob wir als Amateure oder Profis Sport treiben, **eine Verletzungsgefahr besteht bei jeder Sportart.**

Dabei unterscheiden wir zwischen **endogenen** Verletzungen, die sich der Sportler ohne äußere Einwirkung zuzieht, zum Beispiel durch fehlerhaftes Training oder Überanstrengung im Wettkampf und **exogenen** Verletzungen, die dem Sportler zum Beispiel in der sportlichen Auseinandersetzung vom Gegner zugefügt werden. Die häufigsten Verletzungen sind Verletzungen von Sehnen, Bändern, Muskeln, Verstauchungen und Verrenkungen, sowie Knochenbrüche.

Generell gilt:

Viele Verletzungen könnten bei den meisten Sportarten vermieden werden, durch:

- effektives Aufwärmen
- Dehnungsübungen
- Kenntnis der Sporttechnik
- Fair Play
- passende Ausrüstung
- Trainingsvermeidung bei Krankheit
- Vermeidung von Übertraining
- Erholungspausen
- Auswahl der persönlich passenden Sportart
- Freude an der sportlichen Betätigung

Der Heilungsprozess kann unterstützt werden durch:

- die Anwendung der PECH-Regel in der akuten Situation,
- die Einnahme des entzündungshemmenden Enzyms Bromelain.

Achtung

Auf jeden Fall sollte bei schwerer wiegenden Verletzungen ein Arzt konsultiert werden!

Kraftsport

Kraftsport wird oft mit Bodybuilding gleichgesetzt. Bei genauerer Betrachtung sieht man aber einen wesentlichen Unterschied: Beim Kraftsport geht es neben dem gezielten Muskelaufbau um eine Verbesserung der Maximalkraft, der Schnellkraft (schnelle Kraftausübung wie Sprint, Kugelstoßen) und der Kraftausdauer. Ziel des Bodybuildings ist die Körpermodellierung des Sportlers. Der Bodybuilder will ein größtmögliches Muskelwachstum erreichen, der Kraftzuwachs ist für ihn eher eine Begleiterscheinung.

Den Ursprung des Kraftsports findet man bereits in der Antike und hier vor allem im militärischen Bereich. Bereits vor 2500 Jahren steigerten die Spartaner die körperliche Kraft ihrer Krieger durch gymnastische und athletische Übungen. In der Neuzeit (in den siebziger Jahren) begann mit der Gründung professioneller Fitness-Studios ein Kraftsportboom.

Bei Kraftsportarten steht die quantitative und qualitative Entwicklung der Muskeln und somit die Vergrößerung der Muskelkraft im Vordergrund. Das geschieht meist durch regelmäßiges Training mit Hanteln und anderen Gewichten aus Metall oder Hartplastik in verschiedenen Belastungsintensitäten und Wiederholungsraten sowie einer optimierten Ernährung. Der Muskel bildet je nach Übungsinhalt sowohl einen größeren Querschnitt als auch eine höhere Spannung aus. Hinzu tritt das Training der Balance, der Koordination und des Bewegungsapparates insgesamt, damit die spezifische Übung optimal ausgeführt werden kann. Typische Kraftsportarten sind das Gewichtheben, der Kraftdreikampf und das Armdrücken.

Neue Trainingsmethoden und Formen erschließen einen immer größeren Kreis von Trainierenden: Aqua-Aerobic, Bodyshaping, Step-Aerobic, Power Dumbbell oder Tae Bo, um nur einige zu nennen. Nicht nur Fitness-Bewusste und Kraftsportler trainieren. Der Wert des Krafttrainings wurde auch von Ärzten und Physiotherapeuten entdeckt. Trainingseinheiten des Kraftsports werden seit Jahren für die Rehabilitation, Rekonditionierung, Prävention und Wirbelsäulenbehandlung eingesetzt.

Die häufigsten Verletzungen im Kraftsport sind auf Grund der hohen Gewichtsbelastungen die Muskelverletzungen. Meist treten diese bei ungeübten Sportlern auf. Es handelt sich hierbei vor allem um: Muskelkater, Muskelzerrungen, Muskelfaser- oder Muskelrisse. Darüber hinaus kann eine falsche Körperhaltung (z. B. Hohlkreuzbildung) während des Gewichthebens zu einer Wirbelsäulenschädigung führen. Gelenkentzündungen (Knie, Arm- und Handgelenke) treten bei einseitigen, belastenden Übungen auf.

Die meisten Verletzungen können vermieden werden. Im Mittelpunkt stehen dabei Aufwärm- und Dehnungsübungen.

Kraftsport-Tipps

Kraftsport ist ein relativ weit gefasster Begriff. Was kann man sich darunter vorstellen?
Zunächst möchte ich klarstellen, dass Kraftsport nicht mit dumpfem Gewichtestemmen gleichgesetzt werden sollte. Jeder Sportler benötigt neben seiner Ausdauer und seiner Technik auch ein gewisses Maß an Kraft, um Leistung zu bringen und Erfolg zu haben. Ich denke hier zum Beispiel an die kraftintensiven Disziplinen der Leichtathletik wie Kugelstoßen oder Diskuswurf. Genauso gilt das für den Radsport. Nur mit Kraft wird man seinem Gegner im Zielsprint die entscheidenden Meter abnehmen.

Also sollte man Kraftsport nicht unbedingt mit Bodybuilding gleichsetzen?
Bodybuilding ist nur ein Element des Kraftsports. Dabei ist das Ziel, das Muskelvolumen zu vergrößern. Aber auch die anderen Kraftsportdisziplinen haben den im wahrsten Sinne des Wortes »schönen« Nebeneffekt, dass sie die eigenen Körperproportionen verbessern. Und wenn sich die ersten sichtbaren Erfolge des Krafttrainings einstellen, fördert das neben der Fitness auch das Selbstbewusstsein.

Nun wird Kraftsport üblicherweise nicht zusammen mit den üblichen Gesundheitssportarten wie Walking, Jogging oder Schwimmen genannt. Tut man trotzdem etwas für seine Gesundheit?
Mit der kraftsportlichen Betätigung wird *nachhaltige* Gesundheitsfürsorge betrieben. Es ist bekannt, dass eine möglichst lange Erhaltung von Muskelmasse die Mobilität und die koordinativen Fähigkeiten im Alter deutlich verbessert. Dadurch vermindert sich das Risiko von Stürzen und damit von Frakturen wie zum Beispiel der berüchtigte Oberschenkelhalsbruch. Oft bedeuten Frakturen im Alter eine lang andauernde Pflegebedürftigkeit. Die Selbständigkeit der Betroffenen wird völlig eingebüßt und man ist auf umfassende fremde Hilfe angewiesen. Sicherlich eine unschöne Vorstellung. Durch rechtzeitige sportliche Betätigung unter Einbeziehung von Kraftelementen kann man dem vorbeugen.

Können Sie am Beispiel des Bodybuildings kurz beschreiben, was man beachten sollte, wenn man diesen Sport ausüben möchte?
Wie schon gesagt, steht beim Bodybuilding die harmonische Entwicklung der eigenen Muskulatur im Vordergrund. Der Muskelaufbau wird durch ein gezieltes Training mit Hanteln oder Gewichten erreicht, wobei wir für jeden Sportler ein individuelles Übungsprogramm zusammenstellen. Ganz wichtig hierbei ist die enge Betreuung durch einen ausgebildeten Trainer oder diplomierten Sportlehrer. Der Trainer demonstriert zunächst die einzelnen Übungen und weist auf Fehler, beispielsweise in der Körperhaltung, hin. Je nach Trainingsziel wird festgelegt, mit welcher Intensität und Häufigkeit die Gewichte bewegt werden sollen. Ohne Anleitung sollte, ja darf Kraftsport und ins-

besondere Bodybuilding nicht betrieben werden. Belastet man die Muskulatur zu stark oder führt die Übungen falsch aus, werden sich unweigerlich Verletzungen an Sehnen und Muskeln einstellen. Auch ein zu einseitiger Muskelaufbau ist ungünstig. Hierdurch besteht die Gefahr, dass sich Haltungsschäden ausbilden. Wenn es erst einmal dazu gekommen ist, kann man die nur schwer wieder korrigieren. Richtig gefährlich wird es, wenn man die Gewichte durch eine Maximalbelastung der Muskeln nicht mehr kontrollieren kann. Sind dann keine Helfer in der Nähe, können herunterfallende kurze oder lange Hanteln erhebliche Verletzungen, Quetschungen, Prellungen bis hin zu Knochenbrüchen, verursachen.

Birgt der Kraftsport ein hohes Verletzungsrisiko?

Wie in jeder anderen Sportart auch, wird es beim Kraftsport auch unter fachkundiger Anleitung nicht immer ohne – jedoch meist kleinere – Blessuren abgehen. Häufiger kommt es während des Trainings zu Überlastungsreaktionen wie der bekannte Muskelkater oder zu Verletzungen wie Muskelzerrungen, Muskelfaserrissen, Schwellungen mit oder ohne Blutergüssen. Wenn so etwas passiert, können pflanzliche Enzyme wie Bromelain helfen, das verletzte Gewebe zu regenerieren. Die Schwellungen gehen schneller zurück und damit auch die Schmerzen. Dadurch verkürzen sich die verletzungsbedingten Zwangspausen. Die sollen ja möglichst kurz bleiben, weil ja in der ungewollten Trainingspause der Rückgang der mühsam aufgebauten Muskulatur eintritt. Wenn wir uns in intensiven Trainingsphasen befinden, nehmen wir Enzympräparate sogar prophylaktisch, um die Regenerationszeit zu verkürzen und damit die Effizienz des Trainings zu verbessern.

Ist das Doping?

Nein, diese Form der Unterstützung des Trainings ist definitiv nicht als Doping anzusehen. Das Thema Doping spielt im Bodybuilding aber leider eine Rolle. Hier muss man klar Stellung beziehen. Derartige Praktiken haben im Kraftsport wie auch in jeder anderen Sportart nichts zu suchen. Durch Doping setzt man seinen Körper einem erheblichen Risiko aus. Das steht in keinem Verhältnis zu dem zu erwartenden Vorteil. Zudem übertritt man die Grenzen der Legalität mit der Folge möglicher juristischer Konsequenzen.

Womit möchten Sie noch Unentschlossene zum Kraftsport bewegen?

Kraftsport ist eine anspruchsvolle, herausfordernde und zudem gesundheitsfördernde Variante der sportlichen Betätigung. Durch günstige Angebote in Fitnessstudios kann man den finanziellen Aufwand niedrig halten. Bei der Wahl des Fitnessstudios sollte man aber nicht nur auf den Preis, sondern auch auf die Betreuung achten. Der Neuling wird sehr schnell erste Erfolge feststellen und er wird ebenso schnell mit anderen Kraftsportlern in Kontakt kommen. Es bilden sich schnell Trainingsgemeinschaften, was die Ausdauer und den Durchhaltewillen sowie die Freude an diesem Sport noch einmal steigern wird.

Liebe Leserin, lieber Leser,
hat Ihnen dieses Buch weitergeholfen? Für Anregungen, Kritik, aber auch für Lob sind wir offen. So können wir in Zukunft noch besser auf Ihre Wünsche eingehen. Schreiben Sie uns, denn Ihre Meinung zählt!

Ihr Haug Verlag

E-Mail Leserservice:
heike.schmid@medizinverlage.de

Adresse:
Lektorat Haug Verlag, Postfach 30 05 04, 70445 Stuttgart
Fax: 0711 - 8931 - 748

Programmplanung:
Carmen Alt

Umschlaggestaltung und Layout:
Cyclus · Visuelle Kommunikation, Stuttgart

Printed in Germany

Satz: Fotosatz Buck, 84036 Kumhausen
gesetzt in: InDesign CS2
Druck: AZ Druck und Datentechnik GmbH, 87437 Kempten

Gedruckt auf chlorfrei gebleichtem Papier

ISBN 978-3-8304-2299-0 1 2 3 4 5 6

Bibliografische Information der Deutschen Nationalbibliothek
Die Deutsche Nationalbibliothek verzeichnet diese Publikation in der Deutschen Nationalbibliografie; detaillierte bibliografische Daten sind im Internet über http://dnb.d-nb.de abrufbar.

Bildnachweis:
Umschlagfotos: Pearl Izumi/Stefan Eisend
Fotos im Innenteil: dpa Picture-Alliance:
S. 25, 26, 27, 34, 36, 74, 76/77, 80;
Ursapharm Arzneimittel GmbH & Co. KG:
S. 19, 28, 30, 61, 69, 84/85
Alle weiteren Fotos:
Archiv der Thieme Verlagsgruppe